SON GUMBO YEMEK KITABI

Bayou'dan 100 Doyurucu ve Lezzetli Tarif. Louisiana'nın Özel
Yemeği İçin Kapsamlı Bir Kılavuz

Ecrin Ünal

İÇİNDEKİLER

ÇÖZÜM

GİRİİŞ

Bamya
Gumbo Yemek Kitabı, bataklıktan en iyi bamya yemeklerini pişirmek için nihai rehberinizdir. 100 lezzetli ve özgün tarifle, Louisiana'nın özel yemeğinin zengin ve karmaşık tatlarını keşfedeceksiniz.

Klasik deniz mahsüllü bamyadan tavuk ve sosisli bamyaya kadar bu yemek kitabı, bamyanın tüm farklı çeşitlerini kapsar. Her tarife, mükemmel tat ve dokuya nasıl ulaşılacağına dair faydalı ipuçlarının yanı sıra adım adım talimatlar eşlik eder.

Tariflere ek olarak, Son gumbo yemek kitabi aynı zamanda bamya malzemeleri ve araçları için bir kılavuzun yanı sıra mükemmel meyanenin nasıl oluşturulacağına dair faydalı ipuçları içerir. Her tarifin çarpıcı renkli fotoğrafları ile bu yemek kitabı sizi doğrudan Louisiana'nın kalbine götürecek.

İster tecrübeli bir bamya uzmanı olun, ister ilk kez aşçı olun, Son gumbo yemek kitabi, lezzetli ve otantik bamya yemekleri yaratmak için en iyi kaynaktır.

TEMEL TARİFLER

1. Meyane

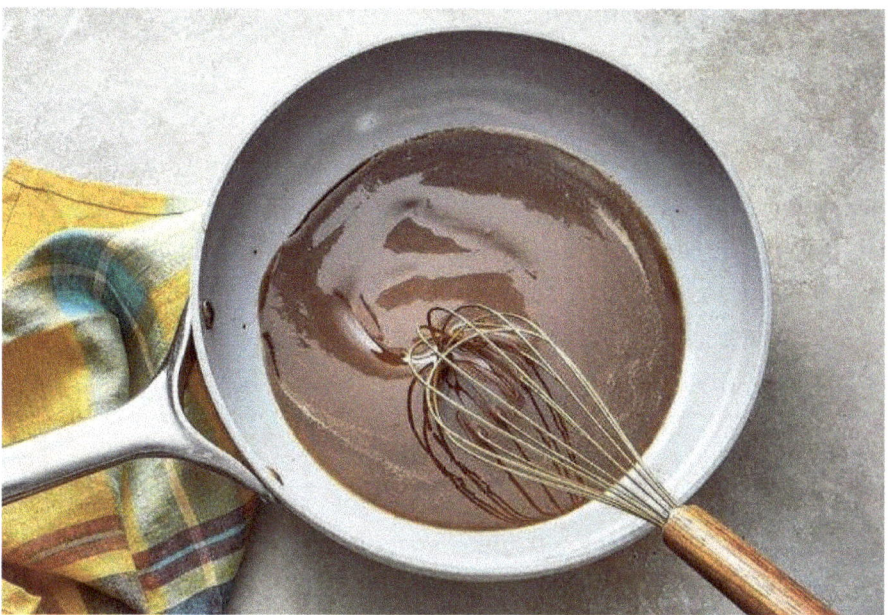

YAKLAŞIK 1 BARDAK YAPILIR

İÇİNDEKİLER:
½ su bardağı bitkisel yağ
½ bardak çok amaçlı un

Yağı büyük, ağır bir tencerede yüksek ateşte ısıtın; unu ekleyin ve karışım kahverengileşene kadar sürekli karıştırın. Isıyı orta veya orta-düşük seviyeye düşürün ve meyane orta-kahverengi veya fıstık ezmesi veya sütlü çikolata rengine gelene kadar sürekli karıştırarak pişirin.

Daha koyu bir bamya tercih ederseniz, roux koyu çikolata rengine dönene kadar kızarmaya devam edin. Meyane ne kadar koyu olursa bamya o kadar ince olur. Meyaneyi yakma, yoksa bamyanın tadını bozar. Yanık kokusu alıyorsa çok uzun süre pişmiştir. Çoğu gumbo, meyane sütlü çikolatanın rengi olduğunda lezzetli ve biraz kalındır.

2. Deniz Ürünleri Stoğu

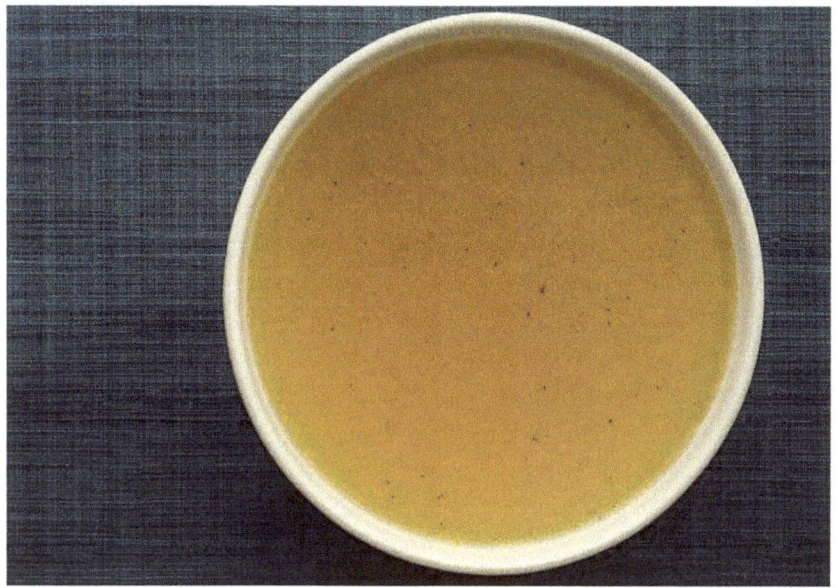

5 KUPASI YAPILIR

İÇİNDEKİLER:
1 ½ pound karides, kerevit veya yengeç kabukları

Kabukları orta boy bir tencereye koyun ve üzerini soğuk suyla kapatın. kaynatın. Örtün, ısıyı orta-düşük seviyeye indirin ve 30 dakika pişirin. Gerilmek.

3. kümes hayvanı stoğu

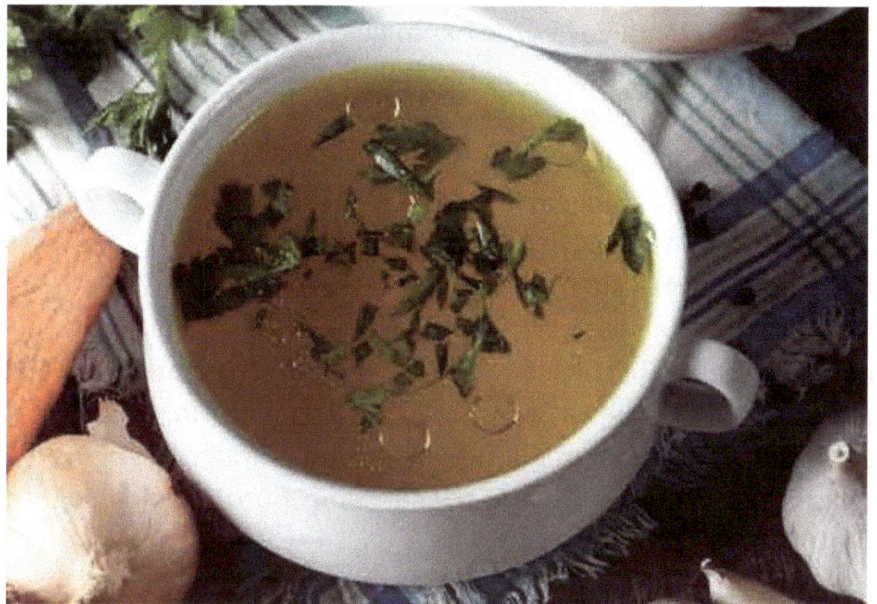

İÇİNDEKİLER:
3 pound tavuk, hindi veya ördek kemiği
1 büyük soğan, soyulmuş ve dörde bölünmüş
2 kereviz sapı, ikiye bölünmüş
2 havuç, dörde bölünmüş
½ yemek kaşığı karabiber
2 büyük diş sarımsak, ikiye bölünmüş
10 su bardağı soğuk su

Tüm malzemeleri 6 litrelik bir tencereye koyun. kaynatın. Isıyı orta-düşük seviyeye düşürün, tencereyi kapakla kapatın ve 2 ½ saat pişirin. İşlenecek kadar soğuduğunda süzün. Tamamen soğutun ve üst kısımdaki yağı alın. Devam edecekseniz, buzdolabında soğutun ve katı yağı alın.

4. Pirinç

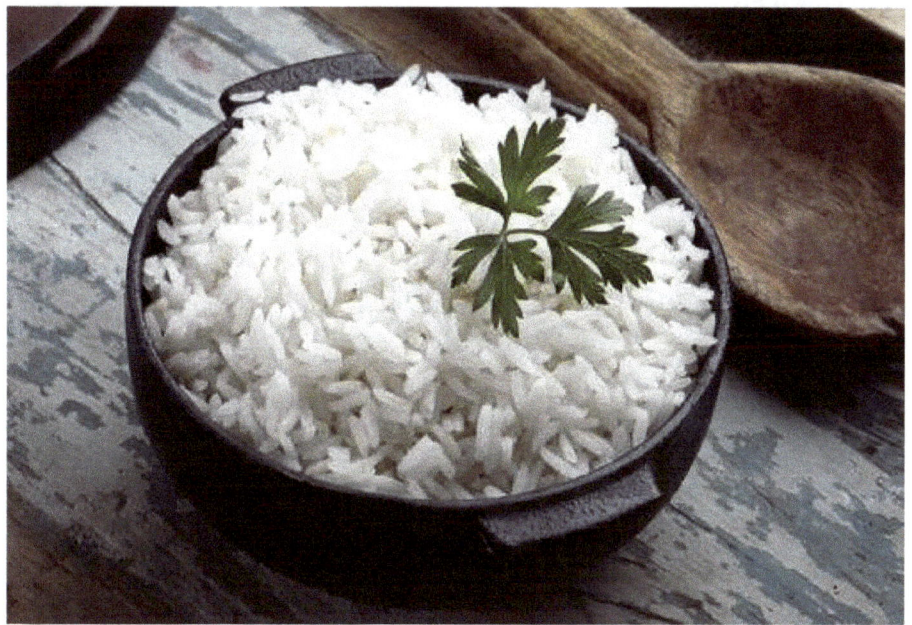

İÇİNDEKİLER:
2 su bardağı su
2 su bardağı zenginleştirilmiş uzun taneli pirinç
½ çay kaşığı tuz

Kapaklı küçük bir tencerede suyu kaynatın. Pirinç ve tuzu ekleyin. Isıyı azaltın, örtün ve su emilene kadar yaklaşık 20 dakika en düşük ateşte pişirin. Karıştırma gerekli değildir.

5. Kreol Çeşnisi

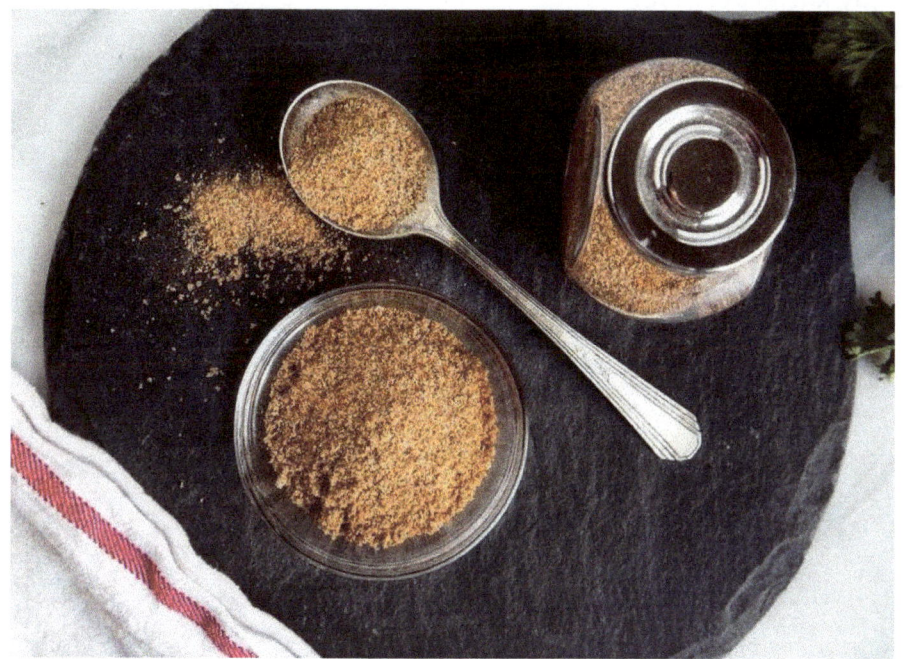

2 ½ ONS YAPAR
2 yemek kaşığı tuz
2 çay kaşığı acı biber
4 çay kaşığı taze çekilmiş karabiber
4 çay kaşığı sarımsak tozu
4 çay kaşığı kırmızı biber, tatlı veya sıcak veya tadı
4 çay kaşığı kereviz tuzu
2 çay kaşığı toz biber

Tüm malzemeleri orta boy bir kapta birlikte çırpın. Temizlenmiş 2 ½ onsluk bir baharat şişesinde saklayın. Baharat, gücünü birkaç ay koruyacaktır.

BAMYA

6. <u>Sığır Eti ve Domuz Bamyası</u>

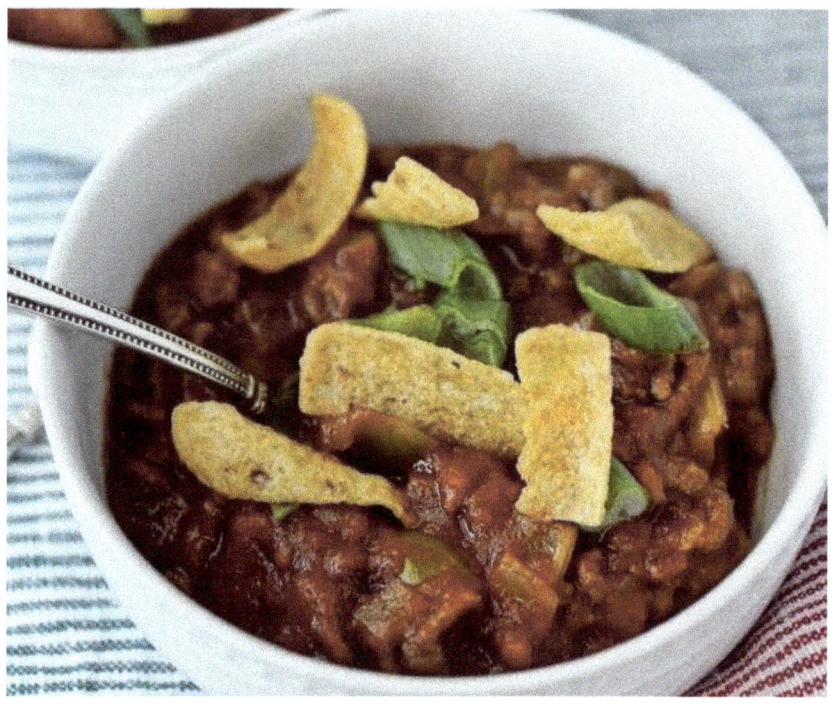

Yapar: 3

İÇİNDEKİLER:
- ¼ yemek kaşığı zeytinyağı
- ¼ lb. otla beslenen kıyma
- ¼ lb. domuz kıyması
- 1 orta boy domates, doğranmış
- ⅛ küçük sarı soğan, doğranmış
- ½ jalapeno biberi, doğranmış
- ½ diş sarımsak, kıyılmış
- ¼ (6oz) kutu şekersiz domates sosu
- ¼ yemek kaşığı toz biber
- ¼ yemek kaşığı öğütülmüş kimyon
- Tatmak için tuz ve taze çekilmiş karabiber
- 1 yemek kaşığı su
- 2 yemek kaşığı çedar peyniri, rendelenmiş

TALİMATLAR:

a) Tencereye yağı ve tüm malzemeleri koyun.
b) İyice karıştırın ve kapağı sabitleyin.
c) Tencereyi 4 saat boyunca yüksek basınçta 'yavaş pişirmeye' ayarlayın.
d) Bittiğinde buharı 'Doğal serbest bırakın' ve kapağı çıkarın.
e) Sıcak servis yapın.

7. Hollandalı Fırında Sosis ve Tavuk Bamya

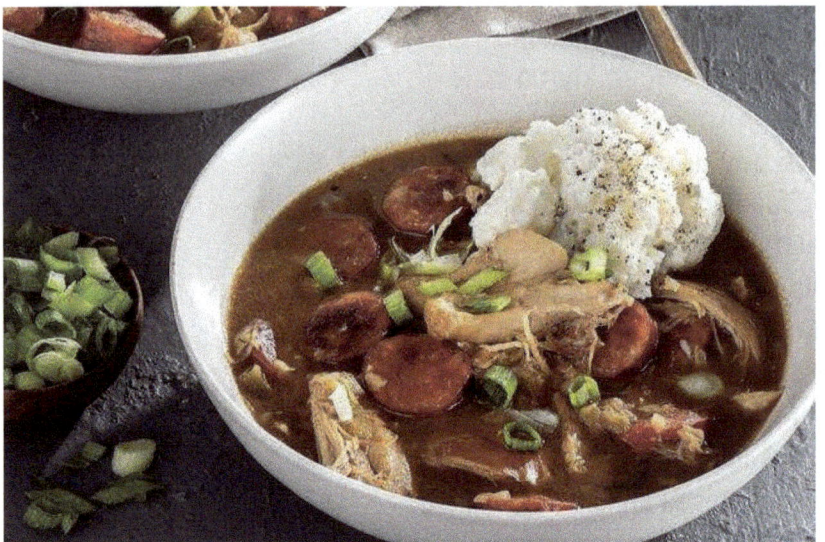

- 10 pound tavuk parçaları
- yeşil soğan biber
- su
- sarı veya beyaz soğan
- 5 kilo ısırık büyüklüğünde parçalar halinde dilimlenmiş sosis
- dolmalık biber, kırmızı ve yeşil
- roux (pişmiş un ve su)
- 4 su bardağı pirinç
- kırmızı biber
- tereyağı
- kereviz
- 7 su bardağı su
- tuz

a) Tavuk parçalarını yumuşayıp kemiklerinden ayrılana kadar suda pişirin.

b) Et suyundan çıkarın, soğutun ve tavuğu kemiklerinden çıkarın.

c) Sosis, kereviz, soğan ve dolmalık biberi damak zevkinize göre baharatlarla birlikte suya ekleyin.

d) Sebzeler yumuşayana kadar pişirin, tavuk ekleyin ve pişirin. İstenilen kalınlık ve renk için daha fazla meyane ekleyin.

e) Sadece altı kömür olacak şekilde pişirin. Pirinci durulayın, su, tuz ve tereyağı ile hollandalı bir tencereye koyun.

f) Üzerini kapatın ve suyunu çekene ve pirinç yumuşayana kadar kömürlerle birlikte pişirin.

g) Pirinci bamya ile doldurun ve tadını çıkarın.

8. Mantarlı Fasulye Bamya

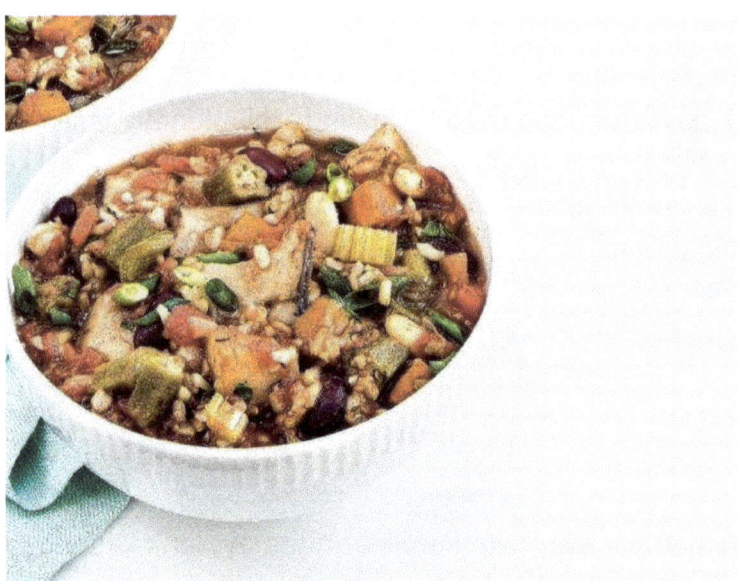

Yapar: 4

İÇİNDEKİLER:
- 3 diş sarımsak, kıyılmış
- 1 su bardağı mantar, dilimlenmiş
- 1 su bardağı geceden ıslatılmış barbunya fasulyesi
- 1 dolmalık biber, doğranmış
- 2 yemek kaşığı tamari sosu
- 2 orta boy kabak, dilimlenmiş
- 2 yemek kaşığı zeytinyağı
- 2 su bardağı sebze suyu

TALİMATLAR:
a) Tüm malzemeleri hazır tencereye ekleyin ve iyice karıştırın.
b) Tencerenin kapağını kapatın ve 8 dakika yüksekte pişirin,
c) Basıncı 10 dakika doğal olarak serbest bırakın, ardından hızlı serbest bırakma yöntemini kullanarak serbest bırakın.
d) İyice karıştırın ve servis yapın.

9. Deniz Ürünleri Bamya Stoku

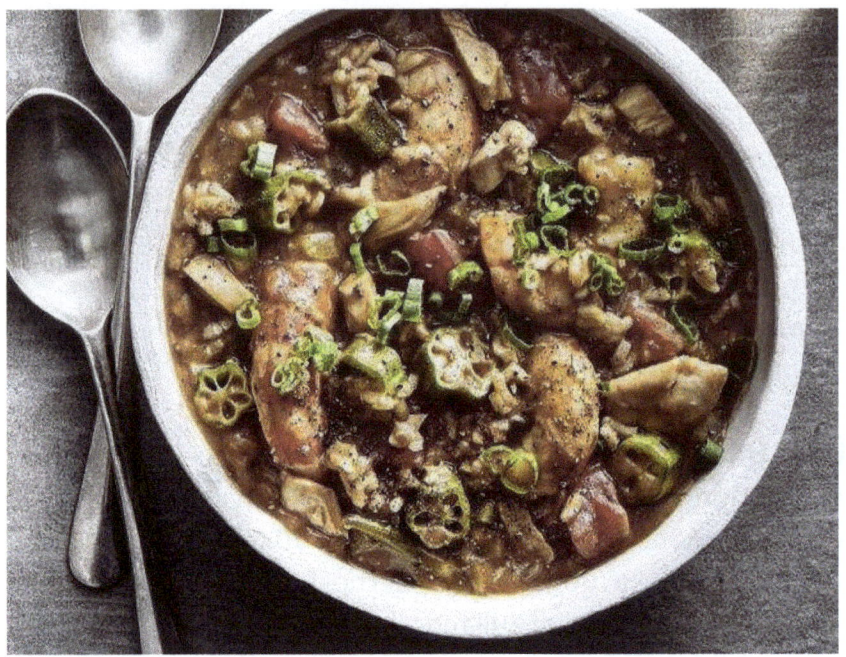

Yapar: 8

İÇİNDEKİLER:
- ½ pound yengeç kabukları
- ½ pound karides kabukları
- 6 bardak soğuk su
- 1 su bardağı kuru beyaz şarap
- 1 küçük soğan; dörde bölünmüş
- 1 somon kafası
- 1 defne yaprağı
- 3 dal taze kekik
- 5 karabiber
- 2 diş sarımsak
- 1 havuç; doğranmış

TALİMATLAR:
a) Yağlı somon kafasını, yengeç kabuklarını ve karides kabuklarını hazır tencereye koyun ve 5 dakika *Soteleyin*

b) Suyu anlık tencereye dökün.

c) Kalan tüm malzemeleri suya ekleyin.

d) Anında kap kapağını kapatın ve basınç tahliye kolunu *mühürlü* konuma çevirin.

e) *Manuel* işlevini seçin, yüksek basınca ayarlayın ve zamanlayıcıyı 48 dakikaya ayarlayın

f) Bip sesi geldiğinde; *Doğal Bırakma* 10 dakika boyunca buharı verin ve anında tencerenin kapağını açın.

g) Hazırlanan stoğu tel süzgeçten geçirin ve tüm katıları atın, Yüzeydeki tüm yağları alın ve sıcak servis yapın.

10. Ördek Bamya

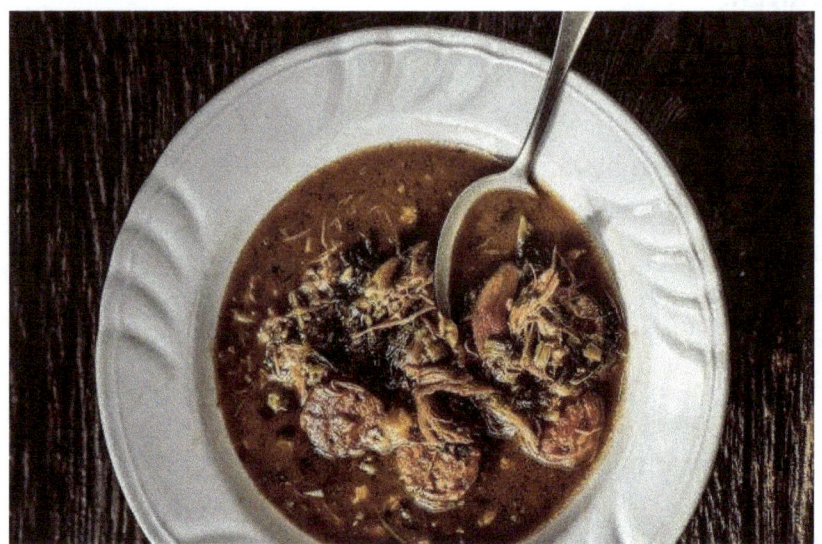

Yapar: 12.

İÇİNDEKİLER:
Stoklamak:

- 3 büyük veya 4 küçük ördek
- 1 galon su
- 1 soğan, dörde bölünmüş
- 2 kaburga kereviz
- 2 havuç 2 defne yaprağı 3 t. tuz
- 1 ton biber

Bamya:

- ¾c. un
- ¾c. yağ
- 2 diş sarımsak, kıyılmış
- 1 su bardağı ince kıyılmış soğan
- ½ c. ince kıyılmış kereviz
- 1c. ince kıyılmış yeşil biber
- ¼" parçalar halinde kesilmiş 1 lb. bamya
- 2 T. pastırma yağı
- 1 libre çiğ, soyulmuş karides
- 1 puan istiridye ve likör
- ¼c. kıyılmış maydanoz
- 2 c. Pişmiş pirinç

TALİMATLAR:

a) Deri ördekler; soğan, kereviz, defne yaprağı, tuz ve karabiberle birlikte suda yaklaşık 1 saat veya ördek eti yumuşayana kadar haşlayın. Gerilmek; tüm gresi sıyırın ve stoğun dörtte üçünü ayırın. Gerekirse, 3 litre stok yapmak için tavuk veya sığır bulyon ekleyin.

Eti karkastan ve bit büyüklüğündeki parçalardan çıkarın; stoklara geri dön. Stok, bamya yapımından bir gün önce yapılabilir.

b) **Bamya için:**Büyük bir Hollanda fırınında, un ve yağ ile koyu kahverengi bir meyane yapın. Sarımsak, soğan, kereviz ve yeşil biberi ekleyin; bamyayı pastırma yağında tüm salamlık gidene kadar yaklaşık 20 dakika soteleyin; boşaltmak. Bir çorba tenceresinde suyu ısıtın ve meyane ve sebze karışımını yavaşça karıştırın. bamya ekleyin; kapalı olarak 1½ saat pişirin. Karidesleri, istiridyeleri ve likörlerini ekleyip 10 dakika daha pişirin. Maydanozu katıp ateşten alın. Baharatı düzeltin ve sıcak, kabarık pirincin üzerinde servis yapın.

11. Kar Kazı Bamyası

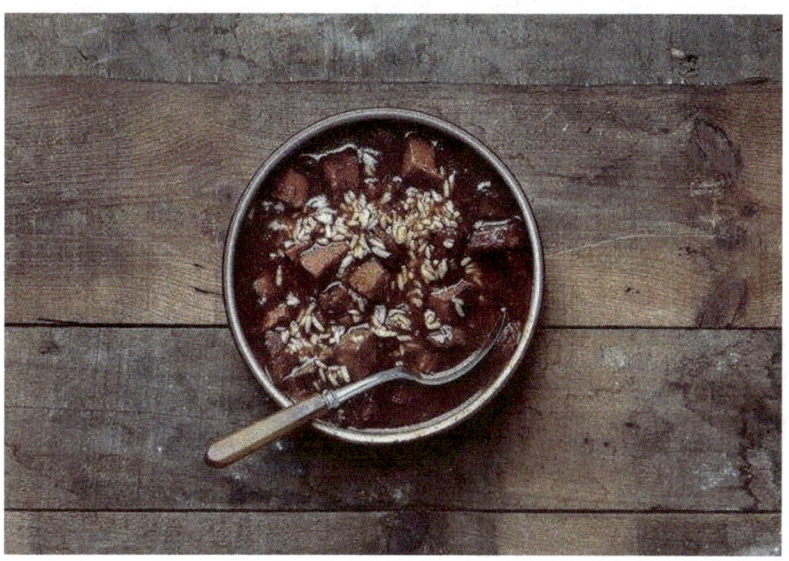

İÇİNDEKİLER:

- 4 bütün KAR KAZI, kemikli ve derili
- 1 bütün tavuk, küp şeklinde kesilmiş
- 4 litre su
- 28 ons haşlanmış domates, konserve
- 1 pound tütsülenmiş sosis, doğranmış
- 1 kiloluk bamya, dondurulmuş, dilimlenmiş
- 2 su bardağı beyaz soğan, doğranmış
- 2 su bardağı yeşil dolmalık biber, doğranmış
- 1 su bardağı sıvı yağ
- 3/4 su bardağı un
- 3 yemek kaşığı kreol baharatı
- 1 yemek kaşığı Tabasco sosu
- 2 çay kaşığı karabiber
- 1 çay kaşığı Sassafras yaprağı, ince öğütülmüş

TALİMATLAR:

a) Büyük bir tencerede, bütün tavuğu suyla kaplayın (yaklaşık 4 litre). Et kemikten ayrılana kadar (yaklaşık ½ saat) kaynatın.

b) Kemikleri ve cildi çıkarın ve tavuk etini et suyunda bırakın ve saklayın.

c) Büyük bir demir tavada, yağ ve unu birleştirin, orta ateşte pişirin ve kızarana kadar sürekli karıştırın. Bu, Cajun'ların meyane dediği şeydir ve yiyeceklerinin çoğunun temelini oluşturur.

d) Meyane piştikten sonra soğan, yeşil biber, kaz eti ve füme sucuğu ekleyin. Hepsini yaklaşık 10 dakika pişirin. Sonra hepsini büyük bir tencerede tavuk suyuna ekleyin.

e) Creole çeşnisi, karabiber, acı biber ve tabasco ile tatlandırın.

f) Karıştırarak kaynatın, ardından birkaç saat kaynamaya bırakın.

g) Haşlanmış domates ve bamyayı ekleyin. 15 dakika kaynatın. Gerekirse biraz daha su ekleyin (çok koyu sevmem) ve yemeye hazır olana kadar pişirin. Biraz kaynadıktan sonra, daha fazla baharat gerekip gerekmediğini görmek için sıvıyı tadın. Daha fazla baharat eklerseniz, tatları karıştırmak için biraz daha pişirin.

h) Yemekten yaklaşık 5 dakika önce sasafraları (bamya filetosu) ekleyin ve iyice karıştırın.

i) Artık bamya iyi donar. Yemek pişirmek için zamanınız yoksa donmuş bir partiyi ördek kampına götürün. Yaşlandıkça daha iyi hale geliyor (daha da baharatlı)!

12. Tavuk Bamya Bamya

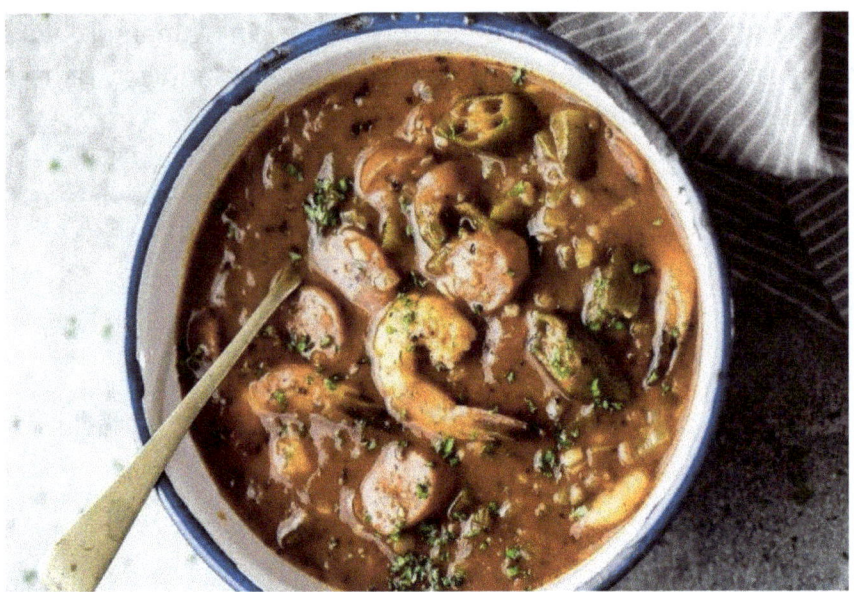

Yapar: 8 ila 10 porsiyon

İÇİNDEKİLER:

- 1¼ fincan bitkisel yağ, bölünmüş
- 1 pound kemiksiz, derisiz tavuk baldırları
- 2 çay kaşığı baharat tuzu, bölünmüş
- 1½ çay kaşığı öğütülmüş karabiber, bölünmüş
- 1 çay kaşığı tavuk baharatı
- 1 çay kaşığı soğan tozu
- 1 çay kaşığı sarımsak tozu
- 2 litre tavuk suyu, bölünmüş
- 1½ su bardağı kıyılmış kereviz
- 2 büyük yeşil biber, doğranmış
- 1 büyük sarı soğan, doğranmış
- 2 çay kaşığı kıyılmış sarımsak
- ½ bardak çok amaçlı un
- 1 pound andouille sosis, doğranmış
- 1 (14 ons) doğranmış domates olabilir
- 3 ila 4 defne yaprağı
- ½ pound bamya, doğranmış
- 1 su bardağı kurutulmuş karides
- 2 kilo Alaska kral yengeci
- 1 kiloluk büyük karides, soyulmuş ve kabuğu çıkarılmış
- 2½ çay kaşığı öğütülmüş bamya filetosu
- Süslemek için kıyılmış taze maydanoz

TALİMATLAR:

a) Orta ateşte orta boy bir tavada, ¼ fincan bitkisel yağı dökün. Yağ kızdıktan sonra tavuk butlarını tavaya alın. Tavuğu 1 çay kaşığı baharat tuzu, ½ çay kaşığı karabiber, kümes hayvanı baharatı, soğan tozu ve sarımsak tozu ile baharatlayın. Tavuğun her iki tarafını yaklaşık 5 dakika kahverengileştirin, ardından ½ su bardağı tavuk suyunu dökün. Tavayı kapatın ve tavuğun tamamen pişene kadar yaklaşık 15 dakika pişmesine izin verin. Bittiğinde, tavuğu tavadan çıkarın ve bir tabağa yan tarafa koyun.

b) Aynı tavaya kereviz, dolmalık biber ve soğanı ekleyip 2 dakika pişirin. Sarımsak ekleyin ve sebzeler güzel ve yarı saydam olana kadar pişirin, ardından ısıyı kapatın.

c) Orta ateşte büyük bir tencerede kalan 1 su bardağı bitkisel yağı dökün. Yağ kızdıktan sonra azar azar un serpmeye başlayın. Topaklanmayı önlemek için sürekli karıştırın ve meyane fıstık ezmesi-kahverengi bir renge dönene kadar yaklaşık 30 dakika pişirin.

d) Meyane güzel ve kahverengi olduğunda, kalan tavuk suyunu yavaşça dökün. Pişmiş sebzeleri, tavuğu ve sosisi ekleyin. Her şeyi güzelce karıştırın ve kalan 1 çay kaşığı baharat tuzunu ve 1 çay kaşığı karabiberi serpin. Domatesleri ve defne yapraklarını ekleyin. Karıştırın, örtün ve yaklaşık 20 dakika pişirin.

e) Doğranmış bamya ve kurutulmuş karidesleri ekleyin. Karıştırın, örtün ve 20 dakika daha pişirin.

f) Şimdi yengeci ekleyin. Yengeç ve diğer malzemelerin et suyu ile güzelce kaplandığından emin olun. 20 dakika daha pişirin, ardından çiğ karidesi atın. Malzemeleri karıştırın ve ısıyı düşük seviyeye indirin.

g) Bamya filetosunu serpin, karıştırın ve 7 dakika pişirin. Ocağı kapatın ve bamyayı birkaç dakika bekletin. Maydanozla süsleyin ve buğulanmış pirinç veya mısır ekmeği ile servis yapın.

13. Dana bamya

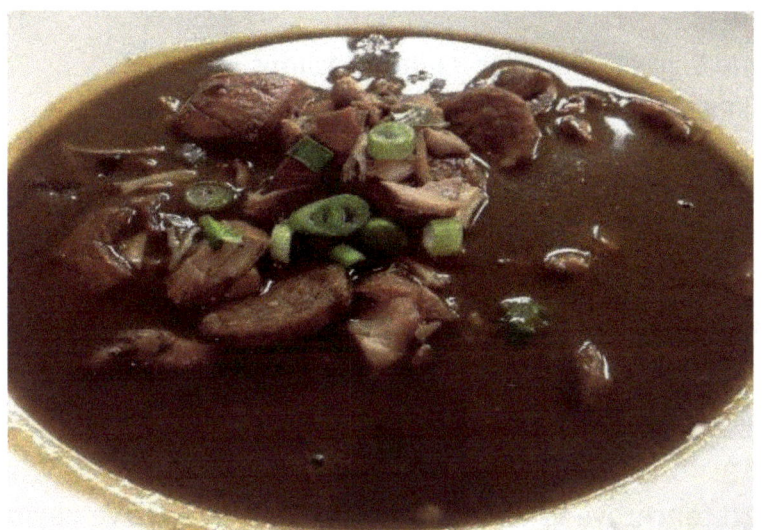

İÇİNDEKİLER:

- 2 pound Sığır eti, parçalar halinde kesilmiş
- 2 çay kaşığı tuz
- 2 çay kaşığı öğütülmüş kurutulmuş karides
- 6 su bardağı Su
- 2 pound Bamya, dilimlenmiş
- 1 su bardağı Jamaika çiçeği
- 1 Soğan
- Biberler tohumlanmaz

TALİMATLAR:

a)   Sığır eti tencereye koyun. Tuz, kurutulmuş karides ve kaynar su ekleyin. Isıyı azaltın ve ¾ saat pişirin, gerektiği gibi süzün. Bamya ekleyin ve tohumlar kırmızımsı olana kadar yaklaşık 1 saat pişirin.

b)   Soğanı ve biberleri doğrayın ve yapışkan bir doku elde etmek için hızlıca karıştırarak ekleyin.

c)   15 dakika kaynatın.

14. karides bamya

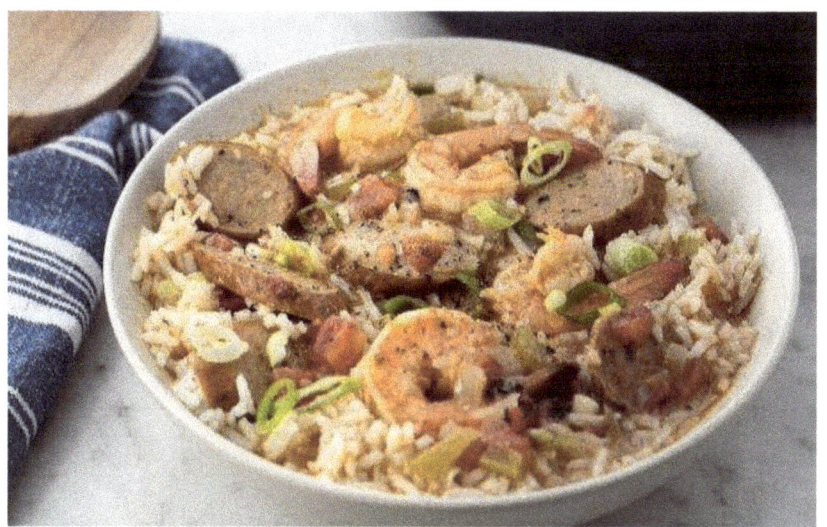

İÇİNDEKİLER:

- 1 kiloluk soyulmuş orta karides
- ½ pound derisiz, kemiksiz tavuk göğsü
- ½ fincanHindistan ceviziyağ
- 3/4 fincanbademun
- 2 bardak doğranmış soğan
- 1 su bardağı kıyılmış kereviz
- 1 su bardağı kıyılmış yeşil biber
- 1 çay kaşığı öğütülmüş kimyon
- 1 yemek kaşığı kıyılmış taze sarımsak
- 1 çay kaşığı kıyılmış taze kekik
- ½ çay kaşığı kırmızı biber
- 6 su bardağı tavuk suyu
- 2 su bardağı doğranmış domates
- 3 bardak dilimlenmiş bamya
- ½ su bardağı kıyılmış taze maydanoz
- 2 defne yaprağı
- 1 çay kaşığı acı sos

TALİMATLAR:

a) Tavuğu büyük bir tencerede kahverengi olana kadar yüksek ateşte soteleyin. Çıkarın ve bir kenara koyun. Soğan, kereviz ve yeşil biberi doğrayıp kenara alın.

b) Tencereye yağ ve unu koyun. Bir meyane yapmak için iyice karıştırın ve kahverengileştirin. Meyane bittiğinde doğranmış sebzeleri ekleyin. 10 dakika kısık ateşte soteleyin.

c) Sürekli karıştırarak yavaş yavaş tavuk suyunu ekleyin.

d) En sona bırakılacak olan bamya, karides ve maydanoz hariç tavuk ve diğer tüm malzemeleri ekleyin.

e) Örtün ve yarım saat kısık ateşte pişirin. Kapağı çıkarın ve ara sıra karıştırarak yarım saat daha pişirin.

f) Karides, bamya ve maydanozu ekleyin. 15 dakika kadar kapağı açık olarak kısık ateşte pişirmeye devam edin.

15. Tavuk ve Karides Gumbo

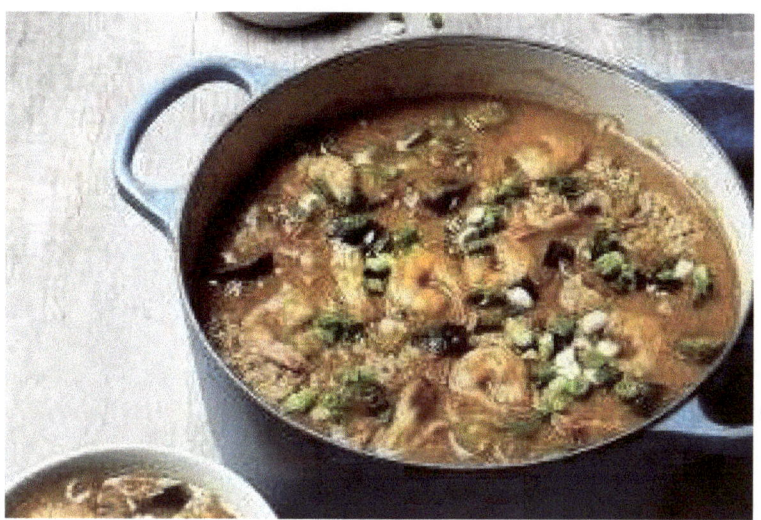

Yapar: 4

İÇİNDEKİLER:

- 2 yemek kaşığı kanola yağı
- ¼ fincan çok amaçlı un
- 1 orta boy soğan, doğranmış
- 1 yeşil dolmalık biber, tohumlanmış ve doğranmış
- 2 sap kereviz, doğranmış
- 3 diş sarımsak, kıyılmış
- 1 yemek kaşığı kıyılmış taze kekik
- ¼ ila ½ çay kaşığı acı biber
- ½ bardak sek beyaz şarap
- 1 (14 ons) tuz eklenmemiş doğranmış domates olabilir
- 2 su bardağı su
- 1 (10 ons) paket dondurulmuş dilimlenmiş bamya
- 4 ons tütsülenmiş andouille sosis, doğranmış
- 1 kiloluk orta boy karides, soyulmuş ve kabuğu çıkarılmış
- 1½ pound pişmiş tavuk göğsü, doğranmış

TALİMATLAR:

a) Yağı büyük bir tencerede veya Hollanda fırında orta-yüksek ateşte ısıtın. Unu ekleyin ve sürekli karıştırarak pişirin.

b) Soğan, dolmalık biber, kereviz ve sarımsağı ekleyin ve ara sıra karıştırarak soğanlar yumuşayana kadar yaklaşık 5 dakika pişirin.

c) Kekik ve kırmızı biberi ekleyip 1 dakika daha pişirin. Şarabı ilave edin ve ara sıra karıştırarak kaynatın.

d) Domatesleri suyu, suyu ve bamya ile birlikte ekleyin ve kapağı açık olarak yaklaşık 15 dakika pişirin. Sosis ve karides ekleyin ve yaklaşık 5 dakika daha pişirin.

e) Pişmiş tavuğu ilave edin ve tavuk iyice ısınana ve karides opak hale gelene kadar ara sıra karıştırarak kaynamaya devam edin.

16. Instant Pot fasulye ve Mantarlı Bamya

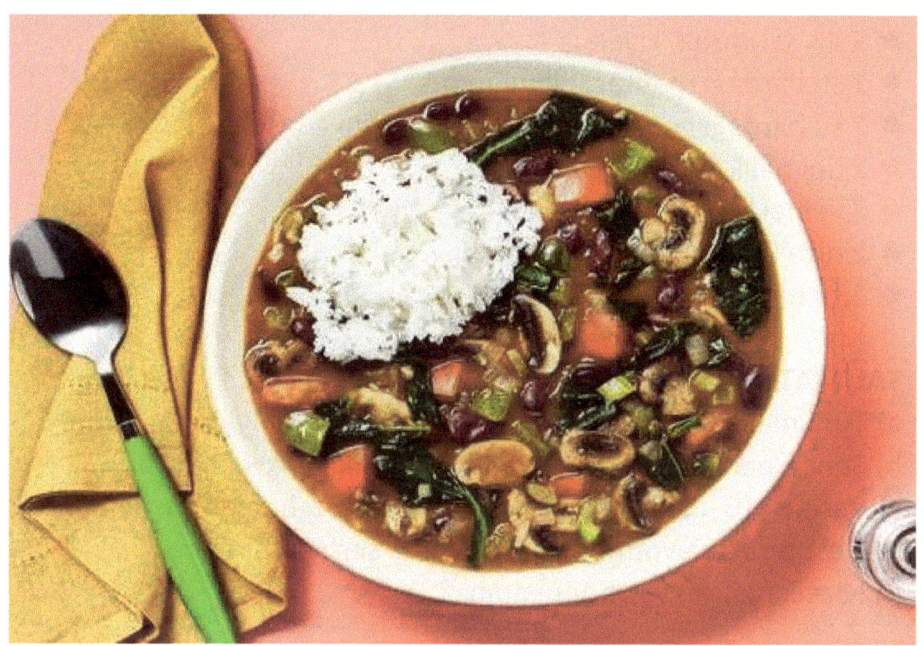

Yapar: 4

İÇİNDEKİLER:
- 3 diş sarımsak, kıyılmış
- 1 su bardağı mantar, dilimlenmiş
- 1 su bardağı geceden ıslatılmış barbunya fasulyesi
- 1 dolmalık biber, doğranmış
- 2 yemek kaşığı tamari sosu
- 2 orta boy kabak, dilimlenmiş
- 2 su bardağı sebze suyu

TALİMATLAR:
a) Tüm malzemeleri hazır tencereye ekleyin ve iyice karıştırın.

b) Tencerenin kapağını kapatın ve 8 dakika yüksekte pişirin,

c) Basıncı 10 dakika doğal olarak serbest bırakın, ardından hızlı serbest bırakma yöntemini kullanarak serbest bırakın.

d) İyice karıştırın ve servis yapın.

17. Bamya Z'Herbes

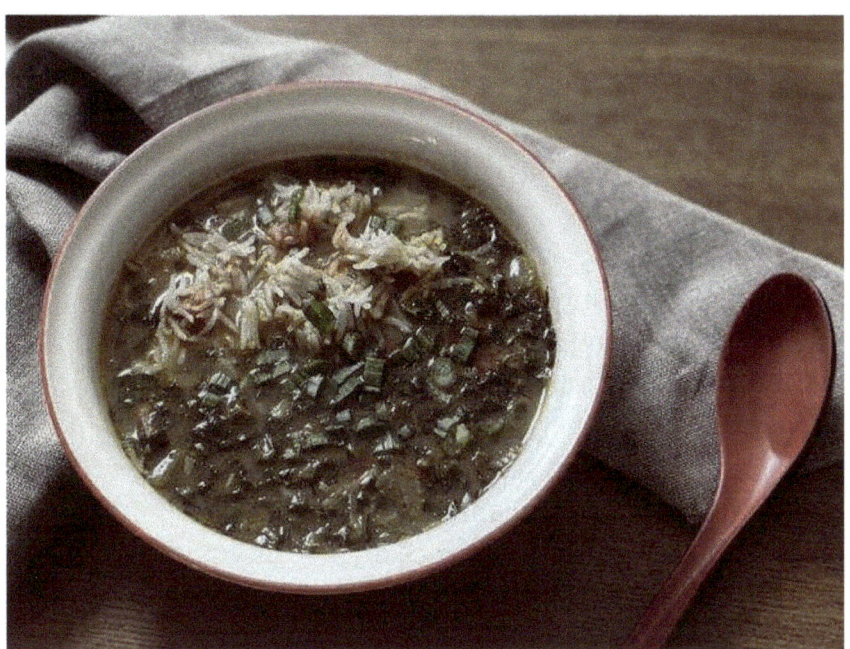

6 porsiyon yapar

- 1/4 su bardağı zeytinyağı
- 1 orta boy soğan, doğranmış
- 1 orta boy yeşil biber, doğranmış
- 1 kereviz kaburga, kıyılmış
- 3 diş sarımsak, kıyılmış
- 1/4 bardak çok amaçlı un
- 1 (14,5 ons) doğranmış domates, süzülmüş olabilir
- 1 çay kaşığı kurutulmuş mercanköşk
- 1/4 çay kaşığı öğütülmüş kırmızı biber
- 7 su bardağı sebze suyu
- 4 su bardağı doğranmış saplı taze ıspanak
- 4 su bardağı kıyılmış saplı lahana
- 2 orta boy su teresi, sert sapları çıkarılmış, doğranmış
- 1 orta demet hindiba
- Tuz ve taze çekilmiş karabiber
- 11/2 bardak pişmiş veya 1 (15,5 ons) kutu koyu kırmızı barbunya fasulyesi, süzülmüş ve durulanmış
- 1 çay kaşığı Tabasco sosu veya tadı
- 1/2 çay kaşığı bamya fileto tozu (isteğe bağlı)
- 3 su bardağı sıcak pişmiş uzun taneli beyaz pirinç

a) Büyük bir çorba tenceresinde yağı orta ateşte ısıtın. Soğan, dolmalık biber, kereviz ve sarımsağı ekleyin. Örtün ve yumuşayana kadar yaklaşık 10 dakika pişirin.

b) Unu ilave edin ve sürekli karıştırarak un kahverengimsi bir renge dönene kadar yaklaşık 10 dakika pişirin. Domates, mercanköşk, kırmızı biber ve et suyunu ilave edip kaynatın.

c) Ispanak, lahana, su teresi ve hindiba ekleyin. Isıyı düşürün, tuz ve karabiber ekleyin ve ara sıra karıştırarak sebzeler yumuşayana kadar yaklaşık 20 dakika pişirin.

d) Fasulye, maydanoz ve Tabasco ekleyin ve 10 dakika daha pişirin.

e) İstenirse fileto tozunu ilave edin ve ocaktan alın.

f) Her sığ çorba kasesine 1/2 bardak pirinç koyun, pirincin üzerine kepçe bamya koyun ve servis yapın.

18. örfez Sahili Gumbo

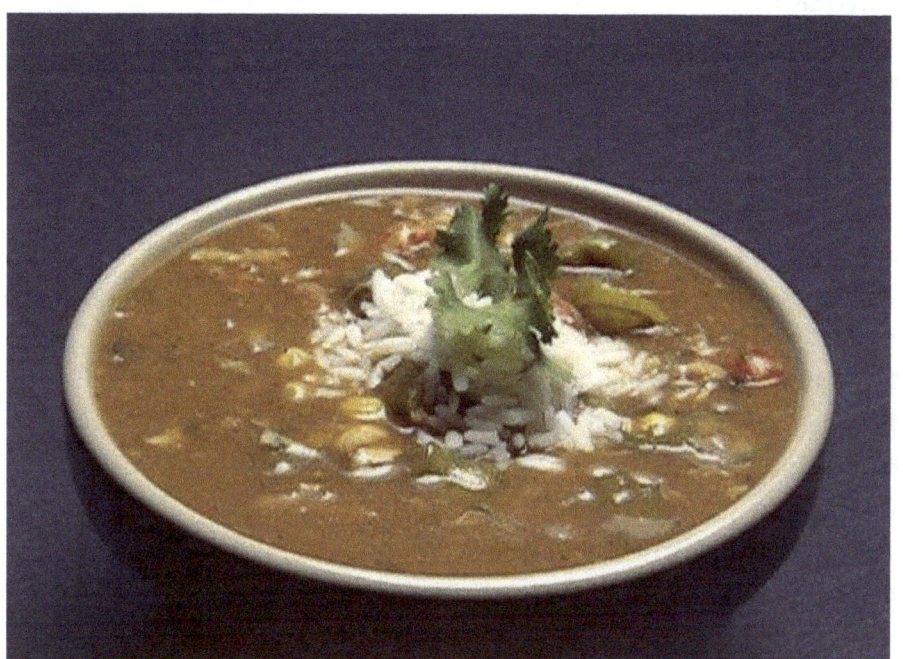

İÇİNDEKİLER:
- 1 su bardağı bitkisel yağ
- 1 ½ su bardağı çok amaçlı un
- 2 ½ bardak doğranmış soğan
- 1 ½ su bardağı kıyılmış kereviz
- 1 ½ bardak doğranmış yeşil dolmalık biber
- 3 yemek kaşığı kıyılmış sarımsak
- 1 çay kaşığı Emeril's Original Essence veya diğer Creole çeşnileri
- 1 ½ çay kaşığı tuz
- 1 çay kaşığı taze çekilmiş karabiber
- ½ çay kaşığı acı biber
- 2 defne yaprağı
- 1 çay kaşığı kuru kekik
- 1 çay kaşığı kurutulmuş kekik
- 1 pound tütsülenmiş sosis, ½ inç kalınlığında yuvarlaklar halinde kesilmiş
- 1 pound bamya yengeç, yarıya
- 10 su bardağı karides suyu veya su
- 1 pound pişmiş Louisiana kerevit kuyrukları, herhangi bir yağ ile
- 1 pound soyulmuş ve kabuğu çıkarılmış Körfez karidesi
- ½ su bardağı kıyılmış yeşil soğan, artı servis için daha fazlası
- 1/4 su bardağı kıyılmış taze maydanoz yaprağı, artı servis için daha fazlası
- Servis için buğulanmış beyaz pirinç

TALİMATLAR:
a) Büyük bir Hollanda fırınını veya kalın tabanlı çorba tenceresini yüksek ateşte 1 dakika ısıtın. Yağı dikkatlice ekleyin ve ardından unu çırpın. Isıyı orta-yüksek seviyeye indirin ve unu sürekli olarak karıştırın, meyane eşit şekilde kızarana ve koyu fıstık ezmesi rengine gelene kadar, yaklaşık 15 dakika tava tabanının her bir parçasını kazıyın. Un çok hızlı renklenmeye başlarsa, ısıyı orta seviyeye düşürün. Meyaneyi izlemek ve yakmamak için dikkatlice pişirmek önemlidir. İstenilen renge ulaşıldığında soğan, kereviz,

dolmalık biber, sarımsak, Esans, tuz, karabiber, kırmızı biber, defne yaprağı, kekik, kekik ve sucuğu ekleyin. 5-7 dakika daha veya sebzeler yumuşayana kadar pişirmeye devam edin.

b) Yengeçleri ve suyu Hollandalı fırına ekleyin ve kaynatın. Isıyı sabit bir kaynamaya düşürün ve tatlar bir araya gelene ve sos kadifemsi ve pürüzsüz olana kadar yaklaşık 2 saat pişirin, pişirme sırasında bamya çok kalınlaşırsa ilave stok veya su ekleyin. Bir bamyanın kalınlığı kişisel bir zevk meselesidir. Bazı insanlar çok kalın bir bamya severken, diğerleri ince, etli bir bamyayı tercih eder. Tercihinize uygun miktarda sıvı ekleyin.

c) Bamya lezzetli ve doğru kalınlıkta olduğunda, kerevit ve karidesi karıştırın ve karides tamamen pişene kadar 2-3 dakika daha pişirin. Yeşil soğan ve maydanozu karıştırın. Gerekirse baharatı tadın ve ayarlayın.

d) Bamyayı arzuya göre ilave kıyılmış maydanoz ve yeşil soğanla buharda pişirilmiş pirinç kaseleri üzerinde servis edin.

19. Tavuk, Karides ve Tasso Gumbo

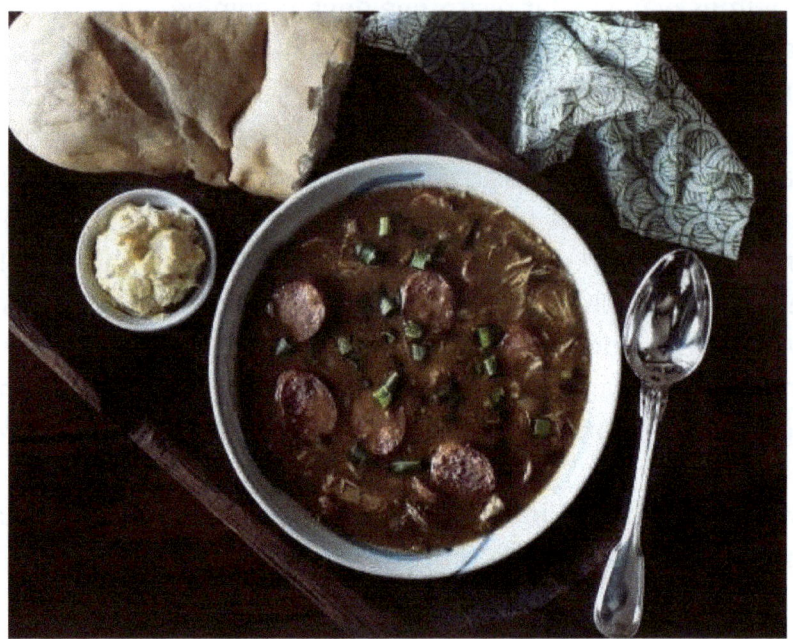

İÇİNDEKİLER:

- 2 inçlik parçalar halinde kesilmiş 4 kemiksiz tavuk budu, derisi açık
- 2 çay kaşığı koşer tuzu
- ½ çay kaşığı kırmızı biber
- ½ çay kaşığı taze çekilmiş karabiber
- 1 ½ bardak bitkisel yağ
- 2 1/4 su bardağı çok amaçlı un, bölünmüş
- 1 pound doğranmış tasso
- 1 orta boy soğan, küçük doğranmış
- 2 poblano biber, küçük doğranmış
- 1 küçük jalapeño, küçük doğranmış
- 3 kereviz sapı, doğranmış
- 4 diş sarımsak, kıyılmış
- 2-3 çay kaşığı koşer tuzu (2 tane ekleyin, tadın ve gerekirse diğerini ekleyin)
- 1 ½ çay kaşığı taze çekilmiş karabiber
- 1 çay kaşığı acı biber
- 1 çay kaşığı kırmızı biber
- 1 çay kaşığı kuru kekik
- 1 çay kaşığı fileto tozu
- 6 defne yaprağı
- 1 galon tavuk suyu (veya yarım karides suyu ve yarım tavuk suyu)
- 1 pound soyulmuş Louisiana karides
- Tavuğu tuz, kırmızı biber ve karabiberle tatlandırın.

TALİMATLAR:

a) Yağı 2 galonluk ağır dipli bir tencerede orta-yüksek ısıya ısıtın; Yağ hazır olduğunda hafifçe cızırdamalıdır.

b) Tavuğu ½ su bardağı una bulayın ve yağda her iki tarafını da hafif altın rengi olana kadar kızartın, ardından bir kağıt havluya alın. Bu noktada pişirilmesi gerekmez. Kalan una tavuğu baharatlamaktan kalan fazla unu ekleyin ve yağa ekleyin. Orta ateşte yaklaşık 40 dakika veya meyane koyu kırmızımsı kahverengiye dönene kadar karıştırın, ancak çok koyu olmasın.

c) Meyane doğru renge ulaştıktan sonra tassoyu, sebzeleri ve tüm baharatları ekleyin (bazı tassolar diğerlerinden daha baharatlı olduğu için biraz tuz ayırın) ve yaklaşık 4 dakika pişirin.

d) Et suyunu çırpın ve kaynama noktasına getirin, bamya kaynama noktasına geldiğinde yapışmaması için tencerenin altını karıştırdığınızdan emin olun. Yüzeye çıkan tüm yağları alırken yaklaşık 30 dakika pişirin.

e) Pişmiş tavuğu ve karidesi bu noktada ekleyin ve 45 dakika daha pişirin, üste çıkan yağları almaya devam edin.

f) Hemen veya ertesi gün biraz haşlanmış pirinç ve kremalı patates salatası ile servis yapın. Şef Link, "Patates salatamı bamyaya batırmayı seviyorum" diyor.

20. Kreol Gumbo

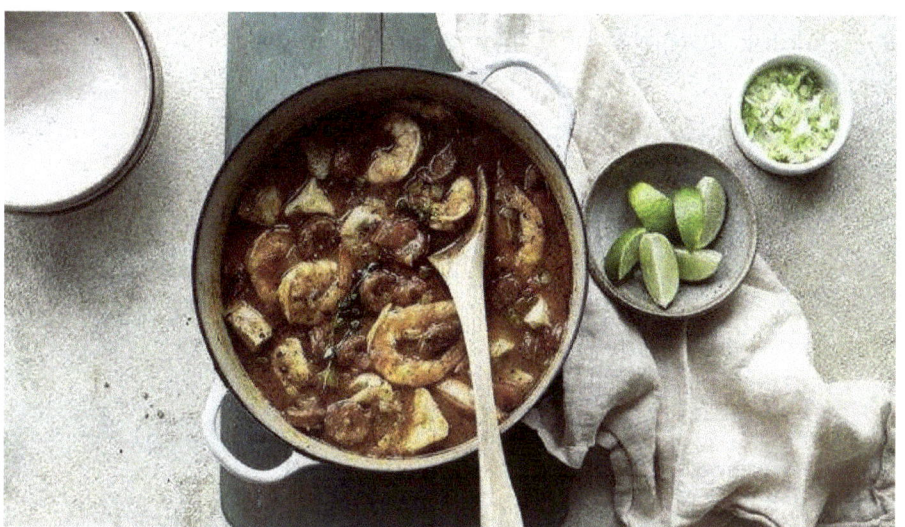

İÇİNDEKİLER:

- ½ kiloluk çorba kaşığı, lokma büyüklüğünde parçalar halinde kesilmiş
- ½ pound tütsülenmiş sosis, lokma büyüklüğünde parçalar halinde kesilmiş
- ½ pound dana güveç eti
- ½ pound tavuk taşlığı, doğranmış
- 1 pound bamya yengeçleri
- ½ su bardağı bitkisel yağ
- ½ bardak çok amaçlı un
- 2 büyük soğan, doğranmış
- 3 litre su veya isteğe göre daha fazla
- 8 tavuk kanadı, eklem yerlerinden kesilmiş ve uçları atılmış
- ½ pound tütsülenmiş jambon, ½ inçlik parçalar halinde kesilmiş
- 1 yemek kaşığı kırmızı biber
- 1 çay kaşığı kuru kekik
- 1 çay kaşığı tuz
- 3 diş sarımsak, kıyılmış
- 1 pound orta boy karides, soyulmuş ve kabuğu çıkarılmış
- 2 düzine kabukları soyulmuş istiridye likörleriyle birlikte
- 1/4 su bardağı kıyılmış taze düz yapraklı maydanoz
- 1 yemek kaşığı fileto tozu
- Servis için pişmiş uzun taneli beyaz pirinç

TALİMATLAR:

a) Sosisleri, sığır etlerini, taşlıkları ve yengeçleri büyük, ağır bir tencereye koyun. Örtün ve ara sıra karıştırarak orta ateşte 30 dakika pişirin. Et, yemek pişirmek için yeterli hale geleceği için fazladan yağa ihtiyacınız olmayacak.

b) Etler pişerken meyane yapın: yağı bir tavada ısıtın, unu ekleyin ve meyane pürüzsüz ve koyu kahverengi olana kadar orta ateşte sürekli karıştırın. Soğanları ekleyin ve yumuşayana kadar kısık ateşte pişirin. Tencerenin içindekileri etin tutulduğu tencereye boşaltın ve iyice karıştırın. Suyu yavaş yavaş karıştırarak kaynama noktasına getirin. Tavuk kanadı, jambon, kırmızı biber, kekik, tuz ve sarımsağı ekleyin, hafifçe karıştırın ve ocağı kısın; örtün ve 45 dakika pişirin. Daha ince bir bamya tercih ederseniz, şimdi daha fazla su ekleyin.

c) Karidesleri ve istiridyeleri ekleyin ve birkaç dakika daha pişirin - karideslerin sadece pembeye dönmesini ve istiridyelerin kıvrılmasını izleyin - bundan daha fazlasını yaparsanız sertleşirler. Tencereyi ocaktan alın, maydanoz ve fileto tozunu ekleyin ve sıcak pirinç üzerine kaselerde afiyetle yiyin.

21. Creole Deniz Ürünleri Gumbo

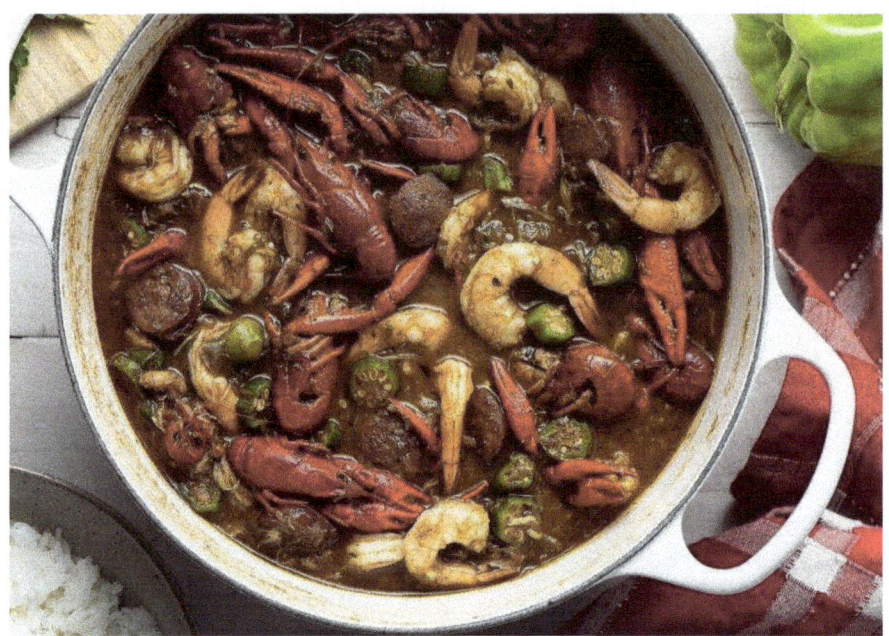

İÇİNDEKİLER:

- 6 orta boy mavi yengeç veya dondurulmuş bamya yengeci, çözülmüş
- Başlı kabuklu 2 ½ pound karides
- 2 düzine orta ila büyük kabuklu istiridye likörleriyle birlikte
- 1 su bardağı artı 1 yemek kaşığı kanola veya diğer bitkisel yağ, bölünmüş
- 2 su bardağı dilimlenmiş bamya, taze veya dondurulmuş ve çözülmüş
- 1 fincan çok amaçlı un
- 1 büyük soğan, doğranmış
- 1 demet yeşil soğan, doğranmış, beyaz ve yeşil kısımları ayrılmış
- 1 yeşil dolmalık biber, doğranmış
- 2 kereviz sapı, doğranmış
- 4 büyük diş sarımsak, kıyılmış
- Mevsiminde 2 büyük taze domates, soyulmuş ve doğranmış veya 1 (16 ons) konserve doğranmış domates suyu ile
- 3 defne yaprağı
- 1 çay kaşığı İtalyan baharatı
- Tatlandırmak için tuz, taze çekilmiş karabiber ve Creole baharatı
- 1/4 su bardağı kıyılmış düz yapraklı maydanoz
- Servis için pişmiş uzun taneli beyaz pirinç

TALİMATLAR:

a) Yengeçleri hazırlayın.

b) Karidesin kafasını çıkarın, soyun ve kabuğunu çıkarın, başları ve kabukları orta boy bir tencereye koyun. Kabukları en az 2 inç kaplayacak kadar su ekleyin ve kaynatın. Örtün, ısıyı düşük seviyeye indirin ve 30 dakika pişirin. Biraz soğuduğunda, stoğu büyük bir ölçüm kabına süzün ve kabukları atın.

c) İstiridyeleri süzün ve likörü karides stoğuna ekleyin. Bu noktada 7 veya 8 bardak sıvı yapacak kadar su ekleyin (bamyanızı ne kadar koyu sevdiğinize bağlı olarak). İstiridyeleri kabuk parçaları için kontrol edin.

d) 1 çorba kaşığı yağı geniş bir tavada ısıtın (yapışmaz) ve bamyayı ekleyin. Tüm yapışkanlık kaybolana kadar, yaklaşık 15 dakika ara sıra karıştırarak orta ateşte soteleyin. Ateşten alın.

e) Kalan yağı büyük, ağır bir tencerede yüksek ateşte ısıtın; unu ekleyin ve meyane kahverengileşene kadar sürekli karıştırın. Isıyı orta veya orta-düşük seviyeye düşürün ve meyane bitter çikolata rengine gelene kadar sürekli karıştırarak pişirin.

f) Soğanları, yeşil soğanların beyaz kısımlarını, dolmalık biberi ve kerevizi ekleyin ve yarı saydam olana kadar karıştırarak pişirin. Sarımsağı ekleyin ve bir dakika daha pişirin. Domatesleri ve istiridye likörünü, karides suyunu ve su kombinasyonunu biraz koyulaşana ve pürüzsüz bir kıvam elde edinceye kadar ekleyin.

g) Bamya, yengeç, defne yaprağı ve İtalyan çeşnisini ekleyin ve tuz, karabiber ve Creole çeşnisiyle tatlandırın; örtün ve 40 dakika pişirin.

h) Karidesleri ekleyin ve 5 dakika daha pişirin. İstiridyeleri ekleyin ve yaklaşık 3 dakika kıvrılana kadar pişirin.

i) Ocağı kapatın, defne yapraklarını çıkarın ve yeşil soğan üstlerinin ve maydanozun çoğunu karıştırın, birazını süslemek için bırakın. Pirinç üzerine kaselerde servis yapın. Her kaseye yengeç parçaları ekleyin ve soğan üstleri ve maydanozla süsleyin. Bacaklar için yengeç veya fındık krakerleri verin.

22. Tavuk ve Andouille Gumbo

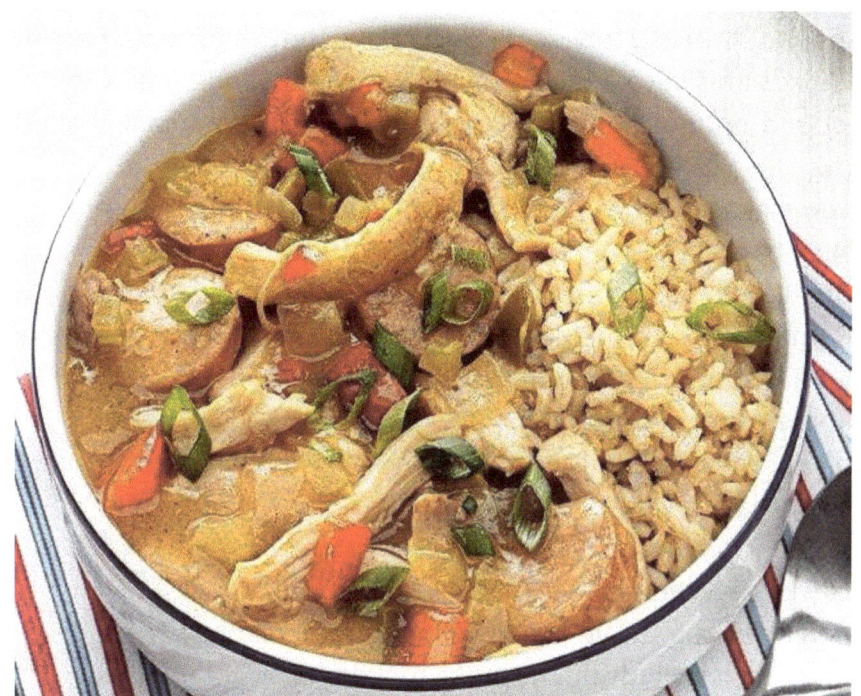

İÇİNDEKİLER:

- 2 pound kemiksiz tavuk baldırı, lokma büyüklüğünde parçalar halinde kesilmiş veya 1 bütün tavuk, parçalar halinde kesilmiş
- 1 pound andouille sosis, lokma büyüklüğünde parçalar halinde kesilmiş
- 2 yemek kaşığı artı ½ fincan bitkisel yağ, bölünmüş
- 3/4 su bardağı çok amaçlı un
- 1 büyük soğan, doğranmış
- 1 demet yeşil soğan, doğranmış, beyaz ve yeşil kısımları ayrılmış
- 1 yeşil dolmalık biber, doğranmış
- 2 kereviz sapı, doğranmış
- 4 diş sarımsak, kıyılmış
- 6 su bardağı tavuk suyu
- 2 defne yaprağı
- 1 çay kaşığı Creole baharatı
- Tat vermek için tuz ve taze çekilmiş karabiber

1/3 su bardağı kıyılmış düz yapraklı maydanoz

TALİMATLAR:

a) Servis için pişmiş uzun taneli beyaz pirinç

b) Büyük, ağır bir tencerede tavuğu ve andouille'i 2 yemek kaşığı yağda kızartın. Eti tencereden çıkarın ve bir kenara koyun.

c) Kalan yağı ve unu tencereye ekleyin ve meyane kahverengileşene kadar yüksek ateşte sürekli karıştırın. Isıyı orta veya orta-düşük seviyeye düşürün ve meyane bitter çikolata rengine gelene kadar sürekli karıştırarak pişirin.

d) Soğanları, yeşil soğanların beyaz kısımlarını, dolmalık biberi, kereviziʼ ve sarımsağı ekleyip kısık ateşte yaklaşık 5 dakika soteleyin. Yavaş yavaş tavuk suyunu ilave edin. Defne yapraklarını ve Creole çeşnisini ekleyin ve tuz ve karabiber ekleyin; üzerini örtüp yaklaşık 45 dakika ila 1 saat arası pişirin.

e) Yeşil soğan başlarını ve maydanozu ekleyin ve defne yapraklarını çıkarın. Acı sos ve sıcak Fransız ekmeği ile pilavın üzerinde kaselerde servis yapın.

23. Karides ve Bamya Gumbo

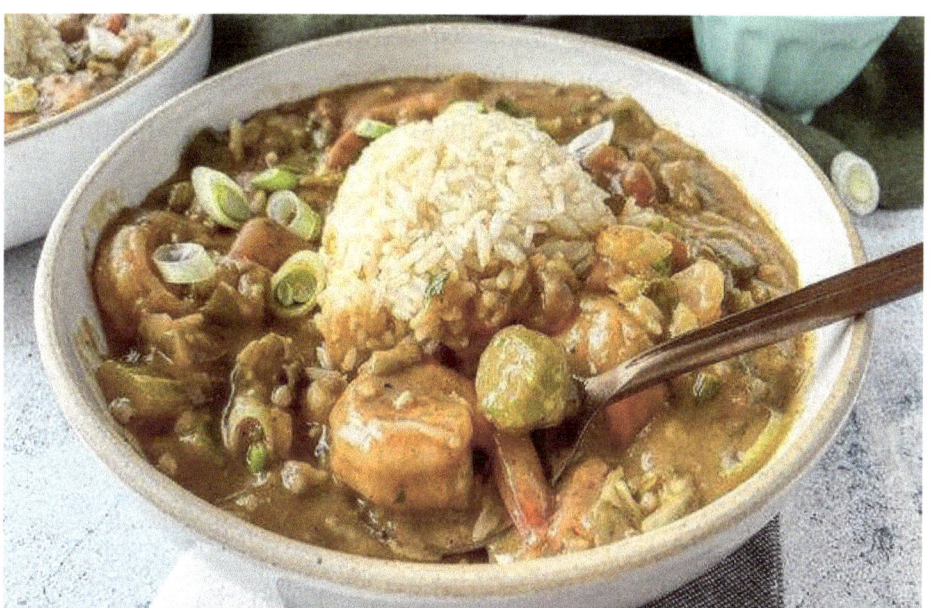

İÇİNDEKİLER:

- 3 libre küçük ila orta boy kafalı kabuklu karides veya 1 ½ libre soyulmuş ve özü çıkarılmış donmuş karides, çözülmüş
- 1 pound taze bamya, 1/4-inç parçalar halinde kesilmiş veya dondurulmuş kesilmiş bamya, çözülmüş
- 1 yemek kaşığı artı ½ fincan bitkisel yağ, bölünmüş
- ½ bardak çok amaçlı un
- 1 büyük soğan, doğranmış
- 1 demet yeşil soğan, doğranmış, beyaz ve yeşil kısımları ayrılmış
- 1 yeşil dolmalık biber, doğranmış
- 2 kereviz sapı, doğranmış
- 3 büyük diş sarımsak, kıyılmış
- 1 (14,5 ons) doğranmış domates
- 2 litre karides suyu veya su
- 1 ½ çay kaşığı Creole baharatı
- 2 defne yaprağı
- ½ çay kaşığı kuru kekik
- 1/4 su bardağı kıyılmış düz yapraklı maydanoz
- Servis için pişmiş uzun taneli beyaz pirinç
- Fransız ekmeği

TALİMATLAR:

a) Taze karides kullanıyorsanız, kabukları ve kafaları orta boy bir tencereye koyarak kafalarını ayırın, soyun ve kabuklarını çıkarın. Kabukları en az 2 inç kaplayacak kadar su ekleyin ve kaynatın. Örtün, ısıyı düşük seviyeye indirin ve 30 dakika pişirin. Biraz soğuduğunda, stoğu büyük bir ölçüm kabına süzün ve kabukları atın.

b) Taze bamya kullanıyorsanız, orta ila büyük bir tavada 1 yemek kaşığı yağı ısıtın. Bamyayı orta ateşte ara sıra karıştırarak, lifsi sıvı kaybolana kadar pişirin. Kenara koyun.

c) Kalan yağı büyük, ağır bir tencerede yüksek ateşte ısıtın. Unu ekleyin ve meyane kahverengileşene kadar sürekli karıştırın. Ocağın altını kısın ve sürekli karıştırarak meyane sütlü çikolata rengi alana kadar pişirin. Soğanları ve yeşil soğanların beyaz kısımlarını ekleyin ve soğanlar karamelleşene kadar karıştırarak pişirin. Dolmalık biber ve kereviz ekleyin ve solana kadar pişirin. Sarımsağı ekleyin ve bir dakika daha pişirin.

d) Domatesleri ekleyin ve yavaş yavaş et suyu veya suyla karıştırın. Maydanoz hariç tüm baharatları ekleyin, ısıyı düşürün, örtün ve 30 dakika pişirin. Karidesleri ekleyin ve karidesler pembeleşene kadar yaklaşık 10 dakika pişirin. Ateşten alın ve yeşil soğan başlarını ve maydanozu ekleyin ve defne yapraklarını çıkarın.

e) Sıcak Fransız ekmeği ile sıcak pirinç üzerinde kaselerde servis yapın.

24. Süper Bamya

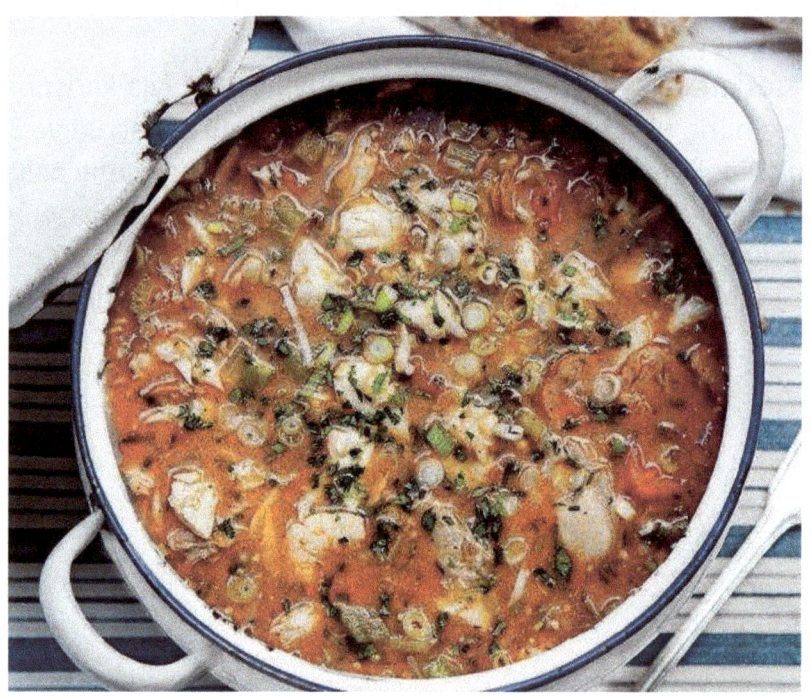

İÇİNDEKİLER:

- 2 pound kafalı kabuklu karides
- 1 pound taze veya dondurulmuş bamya yengeçleri, donmuşsa çözülmüş
- 6 parça tavuk (bacak ve but gibi)
- Tatmak için tuz, karabiber ve Creole baharatı
- 1 pound taze bamya, parçalar halinde kesilmiş veya dondurulmuş kesilmiş bamya, çözülmüş
- 1 yemek kaşığı artı 1 su bardağı bitkisel yağ, bölünmüş
- 1 fincan çok amaçlı un
- 1 büyük soğan, doğranmış
- 1 demet yeşil soğan, doğranmış, beyaz ve yeşil kısımları ayrılmış
- 1 yeşil dolmalık biber, doğranmış
- 2 kereviz sapı, doğranmış
- 4 diş sarımsak, kıyılmış
- ½ pound andouille veya diğer tütsülenmiş sosis, uzunlamasına dörde bölünmüş ve 1/4 inç kalınlığında dilimlenmiş
- 2 taze domates, doğranmış veya 1 (14,5 ons) kutu doğranmış domates
- 2 yemek kaşığı domates salçası
- 9 bardak deniz ürünleri veya tavuk suyu veya ikisinin bir kombinasyonu
- 3 defne yaprağı
- ½ çay kaşığı Creole baharatı
- 1 çay kaşığı tuz
- Karabiber değirmeninde birkaç tur
- 2 yemek kaşığı kıyılmış düz yapraklı maydanoz
- Servis için pişmiş uzun taneli beyaz pirinç

TALİMATLAR:

a) Karidesin kafasını çıkarın, soyun ve kabuğunu çıkarın, başları ve kabukları orta boy bir tencereye koyun. Kabukları en az 2 inç kaplayacak kadar su ekleyin ve kaynatın. Örtün, ısıyı azaltın ve 30 dakika pişirin. Biraz soğuduğunda, stoğu büyük bir ölçüm kabına süzün ve kabukları atın.

b) Yengeçlerden yengeç eti içeren kabuklar dışındaki her şeyi çıkarın, bacakları açık ve sarı ve turuncu yağı yerinde bırakın. Kabuğun herhangi bir kısmının temizlenmesi gerekiyorsa, bunu bir süngerle yapın.

c) Tavuk parçalarını durulayın ve kurutun ve bol miktarda tuz, karabiber ve Creole çeşnisi serpin.

d) Orta boy bir tavada 1 yemek kaşığı bitkisel yağı ısıtın; bamyayı ekleyin ve yüksek ateşte sık sık karıştırarak hafif kahverengileşinceye kadar pişirin. Isıyı ortama düşürün ve yapışkan sıvı kaybolana kadar pişirmeye devam edin.

e) Büyük, ağır bir tencerede kalan yağın 2 yemek kaşığını ısıtın ve tavuk parçalarını her taraftan kızartın. Tavuğu çıkarın ve bir kenara koyun.

f) Kalan yağı ve unu tencereye ekleyin ve meyane açık kahverengi olana kadar yüksek ateşte karıştırın. Isıyı orta seviyeye düşürün ve meyane koyu kahverengi (fıstık ezmesi rengi veya biraz daha koyu) olana kadar sürekli karıştırarak pişirin. Yakmamaya dikkat edin.

g) Soğanları, yeşil soğanların beyaz kısımlarını, dolmalık biberi ve kerevizi ekleyin ve yarı saydam olana kadar karıştırarak pişirin. Sarımsağı ekleyin ve bir dakika daha pişirin. Sosis, domates ve salçayı ekleyip 5 dakika daha pişirin. Yavaş yavaş stokta karıştırın.

h) Maydanoz hariç tüm baharatları ekleyin. Bir kaynamaya getirin, ardından ısıyı bir kaynamaya indirin. Örtün ve ara sıra karıştırarak ve üstteki yağı alarak yaklaşık 1 saat 20 dakika pişirin. Karides, maydanoz ve yeşil soğan başlarını ekleyin, ocağı açın ve karidesler pembeleşinceye kadar birkaç dakika pişirin. Baharatları tadın ve defne yapraklarını çıkarın.

i) Pişmiş pilavın üzerine kaselerde servis yapın.

25. Cajun Tavuk Bamya

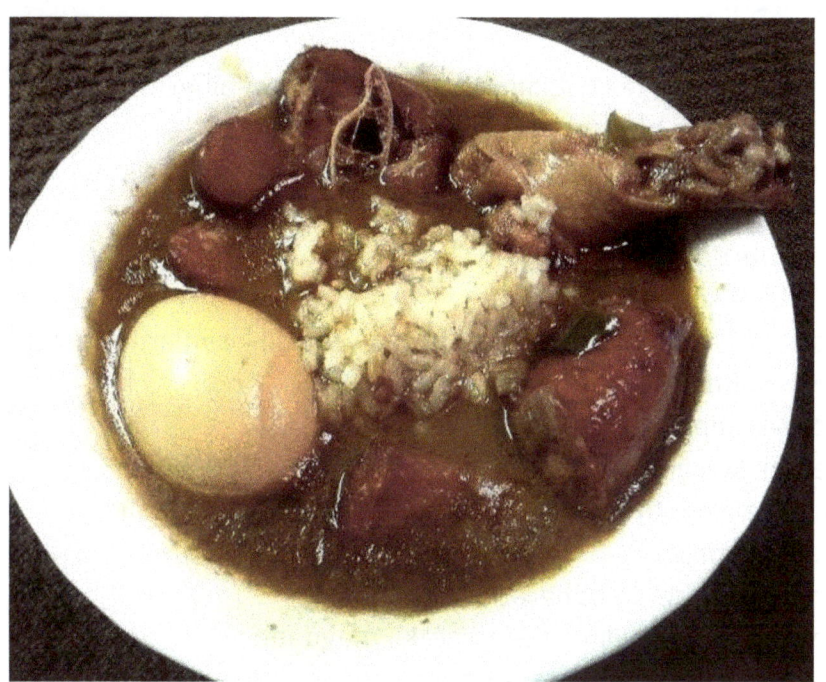

İÇİNDEKİLER:

- 1 (5 ila 6 kiloluk) tavuk
- Tatmak için tuz, taze çekilmiş karabiber ve acı biber
- 3/4 su bardağı bitkisel yağ, bölünmüş
- ½ pound andouille sosis, ½ inçlik parçalar halinde kesilmiş
- ½ pound tasso, ½ inçlik parçalar halinde kesin
- 3/4 su bardağı çok amaçlı un
- 2 orta boy soğan, doğranmış
- 6 adet yeşil soğan, doğranmış, beyaz ve yeşil kısımları ayrılmış
- 1 yeşil dolmalık biber, doğranmış
- 3 kereviz sapı, doğranmış
- 1 yemek kaşığı kıyılmış sarımsak
- 6 ½ su bardağı tavuk suyu veya su veya ikisinin karışımı
- 3 defne yaprağı
- Tatmak için Creole baharatı
- 3 yemek kaşığı kıyılmış düz yapraklı maydanoz
- Servis için pişmiş uzun taneli beyaz pirinç

TALİMATLAR:

a) Tavuğu bir tavuğu keser gibi parçalara ayırın. Göğüs büyük olduğu için 3 parçaya bölün. Sırt kemiğini ve karaciğer dışında sakatatları kullanın. Durulayın, kurutun ve her tarafına bol miktarda tuz ve biber serpin.

b) Çok büyük, ağır bir tencere kullanarak 1/4 fincan yağı ısıtın ve tavuğun her tarafını iyice kızartın. Tavuğu tencereden çıkarın ve bir kenara koyun.

c) Kalan yağı ve unu tencereye ekleyin ve meyane açık kahverengi olana kadar yüksek ateşte sürekli karıştırın. Ateşi orta dereceye düşürün ve meyane koyu kahverengi (sütlü çikolata rengi veya biraz daha koyu) olana kadar sürekli karıştırarak pişirin.

d) Isıyı düşük seviyeye indirin; soğanları, yeşil soğanların beyaz kısımlarını, dolmalık biberi, kerevizi ve sarımsağı ekleyip şeffaflaşana kadar soteleyin. Et suyu ve/veya suyu yavaş yavaş ilave edin. Defne yapraklarını ekleyin ve Creole çeşnisiyle tatlandırın, üzerini kapatın ve ara sıra karıştırarak 3 saat pişirin. Bamya pişerken, yüzeydeki yağı alın. 1 su bardağı kadar yağ sıyırabilirsiniz.

e) Bamya pişip tavuk yumuşayınca defne yapraklarını çıkarın ve yeşil soğan başlarını ve maydanozu ilave edin. Pirinç üzerine kaselerde servis yapın.

26. bıldırcın bamyası

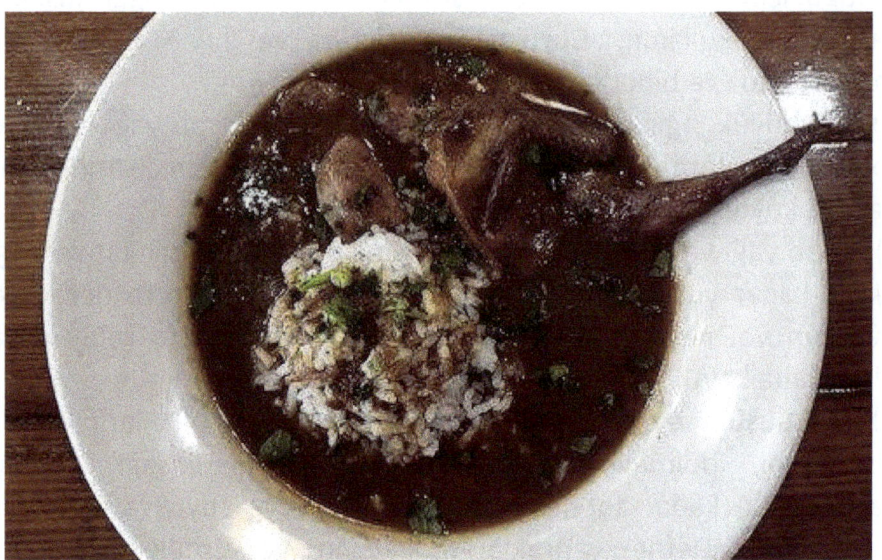

İÇİNDEKİLER:

- 8 taze bıldırcın veya dondurulmuş, çözülmüş
- Tat vermek için tuz ve taze çekilmiş karabiber
- 1 pound boudin veya yaklaşık 4 bardak ev yapımı jambalaya
- 3/4 su bardağı bitkisel yağ
- 3/4 su bardağı çok amaçlı un
- 1 büyük soğan, doğranmış
- 3 yeşil soğan, doğranmış, beyaz ve yeşil kısımları ayrılmış
- 1 yeşil dolmalık biber, doğranmış
- 4 büyük diş sarımsak, kıyılmış
- 1/4 pound tasso veya andouille (veya diğer tütsülenmiş) sosis, ısırık büyüklüğünde parçalar halinde kesilmiş
- 2 yemek kaşığı domates salçası
- 6 su bardağı ev yapımı veya konserve tavuk suyu
- 1 çay kaşığı kuru kekik
- 3 defne yaprağı
- ½ çay kaşığı Creole baharatı
- ½ çay kaşığı kereviz tuzu
- 3 yemek kaşığı kıyılmış düz yapraklı maydanoz

TALİMATLAR:

a) Bıldırcını durulayın ve kalan tüyleri çıkarın. İyice kurulayın ve içini ve dışını tuz ve karabiberle tatlandırın. Boudin kullanıyorsanız muhafazalarından çıkarın. Her bıldırcını yaklaşık 4 yemek kaşığı boudin veya jambalaya ile doldurun ve her bıldırcın etrafına ipi arkadan öne doğru bağlayın, doldurmayı tutmak için bacakları çaprazlayın.

b) Geniş, ağır bir tencerede, 3 yemek kaşığı yağı ısıtın ve bıldırcınların her tarafını dikkatli bir şekilde hafifçe kızartın ve derisinin yapışmasını önlemek için hareket ettirin. Bıldırcınları tencereden alıp kenara alın.

c) Kalan yağı ve unu tencereye ekleyin ve meyane kahverengileşene kadar orta-yüksek ateşte sürekli karıştırın. Ateşi orta dereceye düşürün ve meyane fıstık ezmesi rengine gelene kadar sürekli karıştırarak pişirin.

d) Ocağın altını kısın ve soğanları ve yeşil soğanların beyaz kısımlarını ilave ederek yaklaşık 5 dakika karamelize edin. Biber ekleyin ve solana kadar pişirin. Sarımsağı ekleyin ve 1 dakika daha pişirin. Salçayı ve tassoyu ekleyip birkaç dakika daha pişirin. Yavaş yavaş stokta karıştırın, ardından yeşil soğan üstleri ve maydanoz hariç tüm baharatları ekleyin. Bir kaynamaya getirin ve ardından ısıyı orta-düşük seviyeye indirin.

e) Bıldırcınları tencereye geri koyun, üzerini kapatın ve 30 dakika pişirin. Bittiğinde yeşil soğan üstlerini ekleyin ve defne yapraklarını çıkarın.

f) Servis etmek için her bamya kasesine 1 bıldırcın koyun ve üzerine maydanoz serpin.

27. Gumbo z'Herbes

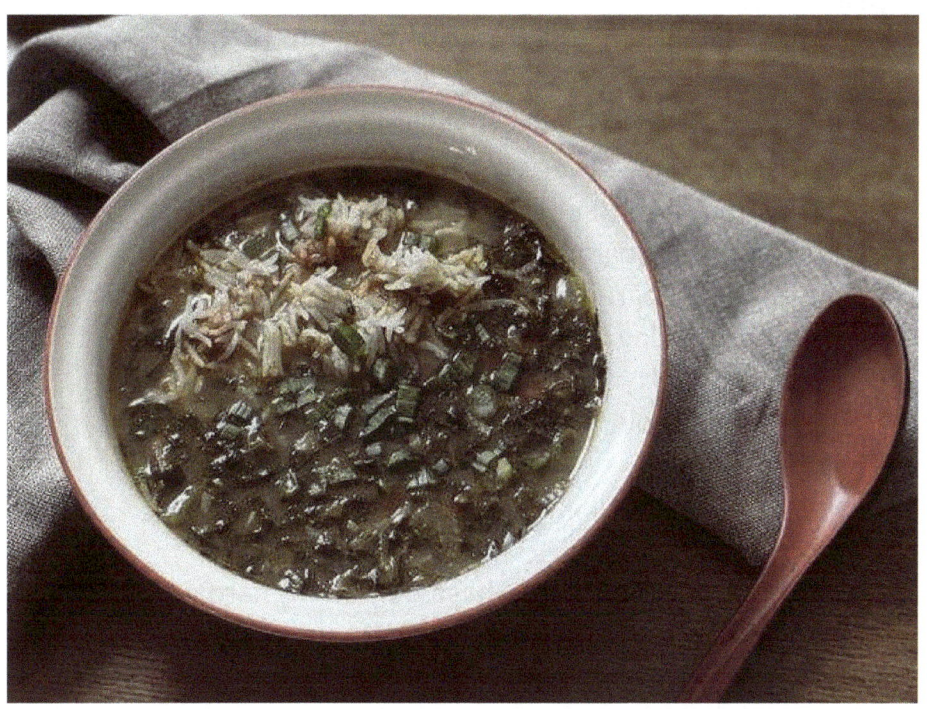

İÇİNDEKİLER:

- 1 küçük jambon kemiği veya ½ pound tütsülenmiş jambon küpleri
- 1 litre kabuklu istiridye likörüyle birlikte
- ½ su bardağı bitkisel yağ
- ½ bardak çok amaçlı un
- 1 büyük soğan, doğranmış
- 3 yeşil soğan, doğranmış
- 3 kereviz sapı, doğranmış
- 3 diş sarımsak, kıyılmış
- ½ çay kaşığı Creole baharatı
- 3 defne yaprağı
- ½ çay kaşığı kuru kekik
- 1 yemek kaşığı şeker
- 2 bardak temizlenmiş ve kabaca doğranmış hardal yeşilliği
- 2 bardak temizlenmiş ve kabaca doğranmış şalgam yeşillikleri
- 4 su bardağı temizlenmiş ve kabaca doğranmış karalahana
- 4 su bardağı ıspanak
- 1 demet düz yapraklı maydanoz
- ½ küçük lahana, doğranmış veya rendelenmiş
- 2 su bardağı hindiba, parçalara ayrılmış
- Tat vermek için tuz ve taze çekilmiş karabiber
- Servis için pişmiş uzun taneli beyaz pirinç

TALİMATLAR:

a) Bir jambon kemiği kullanıyorsanız, büyük bir tencerede 2 litre suda, üstü kapalı olarak 2 saat veya et kemikten düşene kadar pişirin. İşlenecek kadar soğuduğunda, eti kemikten çıkarın ve bir kenara koyun. Kemiği atın ve stoğu saklayın (yaklaşık 7 bardağa ihtiyacınız olacak).

b) İstiridyeleri likörlerini ayırarak süzün ve kabuk parçaları olup olmadığını kontrol edin. Yaklaşık ½ bardak liköre sahip olmalısınız.

c) Çok büyük, ağır bir tencerede, yağı ve unu birleştirin ve meyane kahverengileşene kadar yüksek ateşte karıştırın. Ocağın altını kısın ve sürekli karıştırarak meyane sütlü çikolata rengi alana kadar pişirin. Hemen soğanları ekleyin ve karamelleşene kadar pişirin. Kerevizi ve sarımsağı ekleyin ve bir dakika daha pişirin.

d) Ayrılmış jambon suyu, istiridye likörü (yaklaşık ½ fincan), Creole baharatı, defne yaprağı, kekik, şeker, ayrılmış jambon veya jambon küpleri ve yeşillikleri karıştırın ve tuz ve karabiber ekleyin. Yaklaşık 1 saat kadar üzeri kapalı olarak pişirin. İstiridyeleri ekleyin ve yaklaşık 1 dakika kıvrılana kadar pişirin. Baharatları tadın ve ayarlayın. Isıyı kapatın ve defne yapraklarını çıkarın.

e) Çorba kaselerinde pilavın üzerine servis yapın.

28. File Gumbo

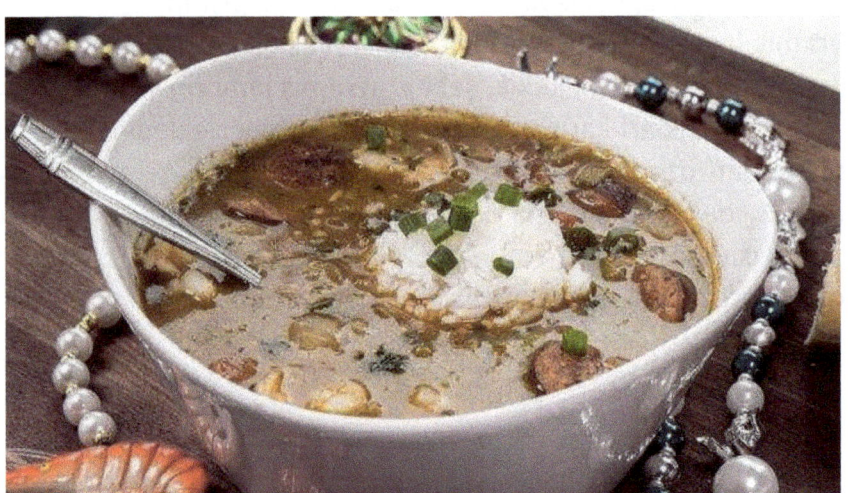

İÇİNDEKİLER:

- 2 pound kafalı kabuklu karides
- ½ su bardağı bitkisel yağ veya domuz pastırması damlamaları
- ½ bardak çok amaçlı un
- 1 soğan, doğranmış
- 1 yeşil dolmalık biber, doğranmış
- 3 diş sarımsak, kıyılmış
- 2 yemek kaşığı domates salçası
- 2 defne yaprağı
- ½ çay kaşığı tuz veya tatmak
- ½ çay kaşığı taze çekilmiş karabiber veya tatmak
- ½ çay kaşığı acı biber veya tatmak
- 2 yemek kaşığı fileto tozu
- 1 pound jumbo parça yengeç eti
- Servis için pişmiş uzun taneli beyaz pirinç

TALİMATLAR:

a) Karidesin kafasını çıkarın, soyun ve kabuğunu çıkarın, başları ve kabukları orta boy bir tencereye koyun. Kabukları en az 2 inç kaplayacak kadar su ekleyin ve kaynatın. Örtün, ısıyı azaltın ve 30 dakika pişirin. Biraz soğuduğunda, stoğu büyük bir ölçüm kabına süzün ve kabukları atın. Gerekirse, 5 bardak sıvı yapmak için stoka yeterli su ekleyin. Kenara koyun.

b) Büyük, ağır bir tencerede yağı ve unu birleştirin. Un kahverengileşmeye başlayana kadar yüksek ateşte sürekli karıştırın. Isıyı orta seviyeye düşürün ve meyane koyu kahverengiye dönene kadar sürekli karıştırın.

c) Soğan ve dolmalık biber ekleyin ve solana kadar pişirin. Sarımsağı ekleyin ve bir dakika daha pişirin. Domates salçasını ilave edin ve ara sıra karıştırarak 5 dakika pişirin. Karides stokunu yavaş yavaş karıştırın. Fileto hariç tüm baharatları ekleyin, örtün ve 30 dakika kısık ateşte pişirin.

d) Karidesleri ekleyin ve karidesler küçükse 3 dakika, büyükse 7 dakika pişirmeye devam edin. Isıyı kapatın. Bamyanın tamamını hemen servis edecekseniz filetoyu ekleyin ve iyice karıştırın. (Değilse, filetoyu ayrı kaselere eklemek için ayırın.) Yengeç etini yavaşça karıştırın.

e) Sıcak pilavın üzerine kaselerde servis yapın. Dosyayı eklemediyseniz, kaselerin boyutuna bağlı olarak her kaseye ½–3/4 çay kaşığı ekleyin.

29. yayın balığı bamya

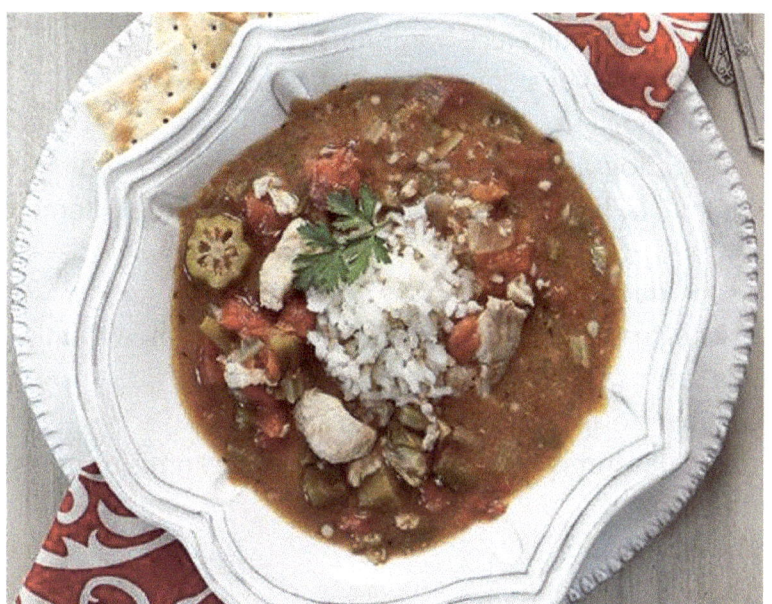

İÇİNDEKİLER:

- 3 pound yayın balığı külçeleri, bölünmüş
- ½ su bardağı kanola veya diğer bitkisel yağ
- ½ bardak çok amaçlı un
- 1 büyük soğan, doğranmış, kabukları ve süslemeleri saklıdır
- 1 yeşil dolmalık biber, doğranmış, tohumlar ve süslemeler saklıdır
- 2 kereviz sapı, doğranmış
- 6 adet yeşil soğan, doğranmış, beyaz ve yeşil kısımları ayrılmış
- 3 büyük diş sarımsak, kıyılmış
- 1 (10 ons) biberli orijinal Ro-tel domates olabilir
- 2 su bardağı doğranmış taze veya konserve doğranmış domates
- 3 su bardağı stok
- ½ fincan beyaz şarap
- 3 defne yaprağı
- ½ çay kaşığı kuru kekik
- 1 çay kaşığı taze limon suyu
- ½ çay kaşığı Worcestershire sosu
- 1 ½ çay kaşığı Creole baharatı
- Tatmak için tuz ve taze çekilmiş karabiber
- 2 yemek kaşığı kıyılmış düz yapraklı maydanoz
- Servis için pişmiş uzun taneli beyaz pirinç

TALİMATLAR:

a) 2 pound yayın balığı külçelerini 1 inçlik küpler halinde kesin ve bir kenara koyun. Kalan külçeleri 4 bardak su ile küçük bir tencereye koyun ve sebzelerden kırparak stok yapın. Örtün ve 45 dakika pişirin. Stoğu büyük bir ölçüm kabına süzün ve katıları atın.

b) Yağı büyük, ağır bir tencerede ısıtın. Unu ekleyin ve fıstık ezmesi renginde orta-koyu bir meyane elde etmek için orta ateşte sürekli karıştırın. Soğanı, yeşil soğanın beyaz kısımlarını, dolmalık biberi ve kereviziekleyin ve solana kadar pişirin. Sarımsağı ekleyin ve 1 dakika daha pişirin.

c) Domatesleri, 3 su bardağı et suyunu, şarabı, defne yaprağını, kekiği, limon suyunu, Worcestershire sosunu ve Creole baharatını ekleyin ve tuz ve karabiber ekleyin. kaynatın. Isıyı azaltın, örtün ve ara sıra karıştırarak 30 dakika pişirin.

d) Kuşbaşı yayın balığı ekleyin ve kaynatın. Isıyı azaltın ve balık tamamen pişene kadar yaklaşık 5 dakika pişirin. Defne yapraklarını çıkarın ve maydanoz ve yeşil soğan başlarını ekleyin. Örtün ve bamyayı bir saat kadar dinlendirin.

e) Bamyayı yeniden ısıtın ve pilavın üzerinde kaselerde servis yapın.

30. Lahana Bamyası

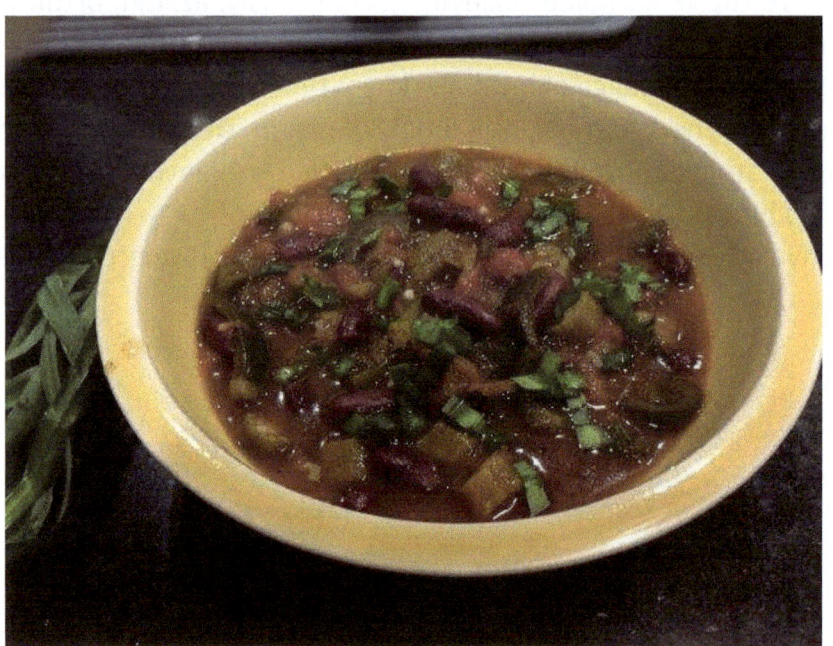

İÇİNDEKİLER:

- 1 büyük lahana (yaklaşık 3 pound)
- 4 kalın dilim pastırma
- 1/4 su bardağı bitkisel yağ (gerektiği kadar az veya çok)
- ½ bardak çok amaçlı un
- 1 soğan, doğranmış
- 1 yeşil dolmalık biber, doğranmış
- 2 kereviz sapı, doğranmış
- 3 büyük diş sarımsak, kıyılmış
- Tat vermek için tuz ve taze çekilmiş karabiber
- 1 çay kaşığı şeker
- 3 defne yaprağı
- 1 çay kaşığı Creole baharatı
- 8 su bardağı su
- 1 (10 ons) yeşil biberli orijinal Ro-tel domates olabilir
- 2 küçük tütsülenmiş jambon dizleri
- Servis için pişmiş uzun taneli beyaz pirinç

TALİMATLAR:

a) Lahanayı ısırık büyüklüğünde parçalar halinde kesin; durulayın, süzün ve bir kenara koyun.

b) Büyük, ağır bir tencerede pastırmayı çıtır çıtır olana kadar pişirin. Pastırmayı tencereden çıkarın ve ayırın. Pastırma yağını büyük bir ölçüm kabına dikkatlice dökün ve ½ fincan yapacak kadar yağ ekleyin. Yağı tavaya geri koyun ve unu ekleyin; açık kahverengi veya karamela renginde bir meyane yapmak için orta ateşte sürekli karıştırın.

c) Soğan, dolmalık biber ve kerevizi ekleyin ve solana kadar soteleyin. Sarımsağı ekleyin ve bir dakika daha soteleyin. Kalan malzemeleri ve lahanayı karıştırın ve kaynatın. Isıyı azaltın, örtün ve ara sıra karıştırarak 1 saat pişirin.

d) Kaselerde pilavın üzerine servis yapın ve üzerine ufalanmış pastırma ekleyin. Yanında acı sos servis edin.

31. Türkiye Bamya

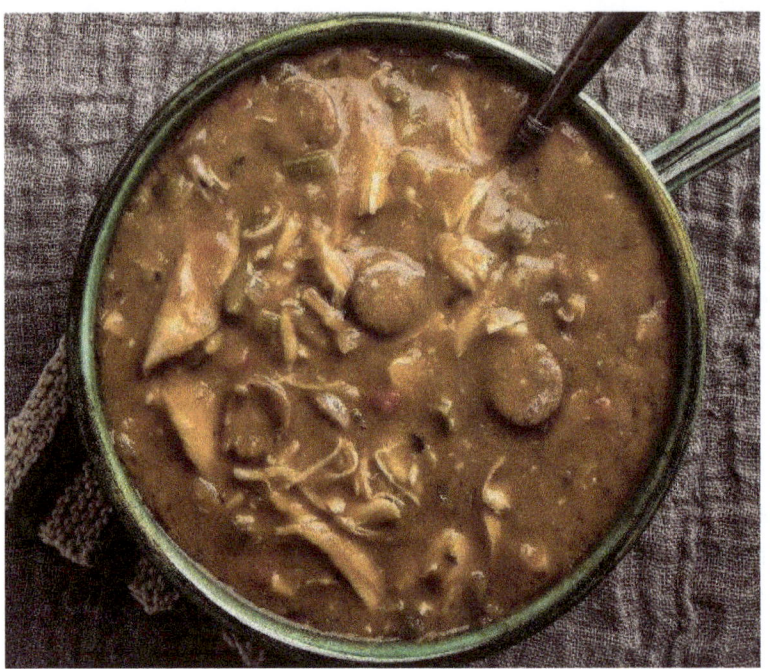

6–8 SERVİS YAPAR

İÇİNDEKİLER:
- 1 veya daha fazla hindi karkası ve kalan hindi
- ½ su bardağı bitkisel yağ
- ½ bardak çok amaçlı un
- 1 soğan, doğranmış
- 1 demet yeşil soğan, doğranmış
- 3 kereviz sapı, doğranmış
- 3 diş sarımsak, kıyılmış
- Artık hindi sosu (isteğe bağlı)
- 2 defne yaprağı
- ½ çay kaşığı kuru kekik
- Tat vermek için tuz, Creole baharatı ve taze çekilmiş karabiber
- ½ pound andouille (veya diğer tütsülenmiş) sosis, lokma büyüklüğünde parçalar halinde kesilmiş
- 1 litre kabuklu istiridye (isteğe bağlı)
- 3 yemek kaşığı kıyılmış düz yapraklı maydanoz
- Servis için pişmiş uzun taneli beyaz pirinç

TALİMATLAR:
a) Hindi karkasındaki eti çıkarın. Artık hindi ile birlikte parçalar halinde kesin. Kenara koyun.

b) Hindi kemiklerini bir tencereye koyun, üzerini geçecek kadar su ekleyin ve kaynatın. Isıyı düşük seviyeye indirin, örtün ve 1 saat pişirin. İşlenecek kadar soğuduğunda, stoğu büyük bir ölçüm kabına süzün ve kemikleri atın. İstiridye kullanıyorsanız, istiridye likörünü stoka süzün. Gerekirse, en az 8 bardak sıvı elde etmek için su ekleyin. Kenara koyun.

c) Büyük, ağır bir tencerede yağı orta-yüksek ateşte ısıtın. Unu ekleyin ve meyane kahverengileşene kadar sürekli karıştırın. Ateşi orta dereceye düşürün ve meyane fıstık ezmesi rengine dönene kadar sürekli karıştırarak pişirin.

d) Soğanları ve kerevizi ekleyin ve yarı saydam olana kadar kısık ateşte pişirin. Sarımsağı ekleyin ve bir dakika daha pişirin. 8 bardak et suyu ekleyin (veya daha ince bir bamya tercih ederseniz daha fazla; hindi sosunuz varsa bu noktada ekleyin).

e) Tüm baharatları (maydanoz hariç) ve sosisi ekleyin; örtün ve 30 dakika pişirin. Kullanıyorsanız hindi eti ve istiridye ekleyin ve istiridyeler kıvrılana kadar 1-2 dakika pişirin. Defne yapraklarını çıkarın ve baharatları ayarlayın. Maydanozu ekleyin ve pilavın üzerine kaselere servis yapın.

32. Roux'suz Bamya

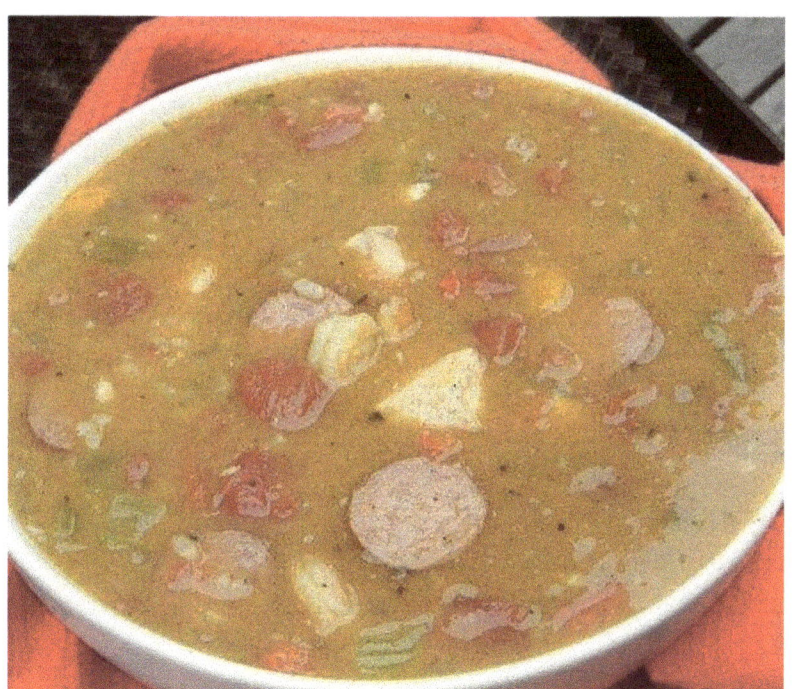

İÇİNDEKİLER:

- Başlı kabuklu 2 pound orta karides veya 1 pound soyulmuş ve özü çıkarılmış dondurulmuş karides, çözülmüş
- 3 su bardağı dilimlenmiş taze bamya veya 3 su bardağı dondurulmuş kesilmiş bamya, çözülmüş
- 1 pound kemiksiz tavuk baldırları, 1 inçlik parçalar halinde kesin
- Tavuk serpmek için Creole baharatı artı ½ çay kaşığı
- 1 çay kaşığı artı 3 yemek kaşığı bitkisel yağ
- 1 büyük soğan, doğranmış
- 1 yeşil dolmalık biber, doğranmış
- 1 demet yeşil soğan, doğranmış, yeşil ve beyaz kısımları ayrılmış
- 2 kereviz sapı, doğranmış
- 3 diş sarımsak, kıyılmış
- 1 (15 ons) ezilmiş domates olabilir
- 4 su bardağı karides ve/veya tavuk suyu
- ½ çay kaşığı tuz
- Karabiber değirmeninde 10 öğütme
- 1 çay kaşığı kereviz tuzu
- 1 tepeleme yemek kaşığı kıyılmış düz yapraklı maydanoz
- 1 yemek kaşığı fileto tozu
- Servis için pişmiş uzun taneli beyaz pirinç

TALİMATLAR:

a) Taze karides kullanıyorsanız, kafaları ve kabukları çıkarın ve karidesleri çıkarın. Kabukları ve kafaları orta boy bir tencereye koyun, kabukları en az 2 inç kaplayacak kadar su ekleyin ve kaynatın. Örtün, ısıyı düşük seviyeye indirin ve 30 dakika pişirin. Biraz soğuduğunda, stoğu büyük bir ölçüm kabına süzün ve kabukları atın. 4 bardak stoka ihtiyacınız olacak. Geri kalanını daha sonra kullanmak üzere ayırın.

b) 1 çay kaşığı yağı bir tavada orta ateşte ısıtın ve bamyayı ekleyin. Sık sık çevirerek bamyadaki tüm yapışkanlık giderilene kadar pişirin. Kenara koyun.

c) Tavuğun her tarafına Creole baharatı serpin. Kalan yağı büyük, ağır bir tencerede ısıtın ve 2 partide tavuk parçalarını her taraftan kızartın. Tavukları bir tabağa alın.

d) Tencereye soğanı, yeşil soğanın beyaz kısımlarını, dolmalık biberi ve kerevizi ekleyin ve şeffaflaşana kadar soteleyin. Sarımsağı ekleyin ve bir dakika daha soteleyin.

e) Tavuğu tencereye geri koyun ve bamya, domates, et suyu, kalan Creole çeşnisi, tuz, karabiber ve kereviz tuzunu ekleyin. Örtün ve 30 dakika pişirin.

f) Karides, yeşil soğan başları ve maydanozu ekleyin ve 5-10 dakika daha veya karidesler sadece pembe olana kadar pişirin. Tüm bamyayı servis etmeyi düşünüyorsanız filetoyu tencereye ekleyin. Pirinç üzerine kaselerde servis yapın. Dosyayı eklemediyseniz, her kaseye ½–3/4 çay kaşığı ekleyin.

33. Ördek ve Andouille Gumbo

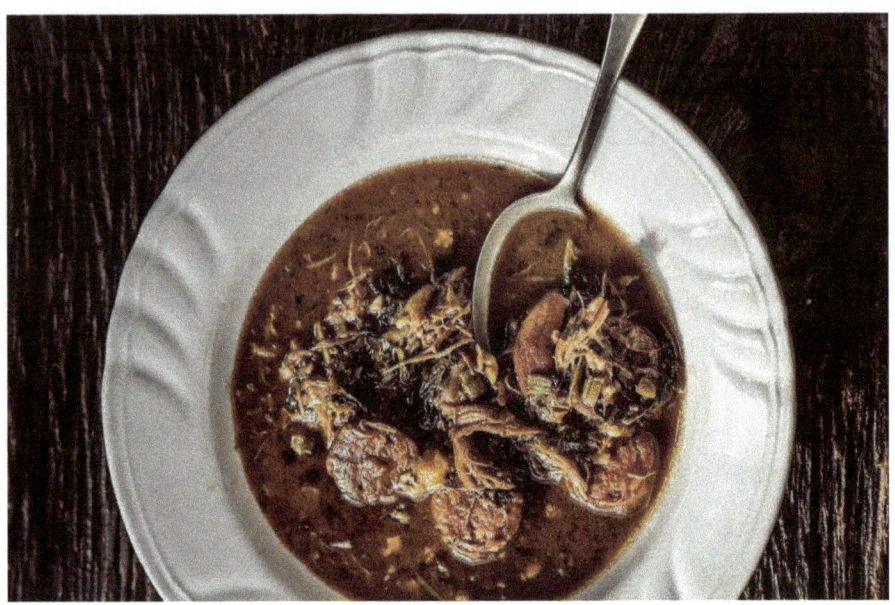

İÇİNDEKİLER:

- 1 (6 kiloluk) ördek yavrusu
- 2 soğan, 1 dörde bölünmüş ve diğer doğranmış
- 4 kereviz sapı, 2 tanesi parçalanmış ve diğer 2 tanesi doğranmış
- 4 defne yaprağı, bölünmüş
- Tatmak için taze çekilmiş karabiber
- 1 pound andouille sosis, lokma büyüklüğünde parçalar halinde kesilmiş
- 3/4 su bardağı bitkisel yağ
- 1 fincan çok amaçlı un
- 1 demet yeşil soğan, doğranmış, beyaz ve yeşil kısımları ayrılmış
- 1 yeşil dolmalık biber, doğranmış
- 4 diş sarımsak, kıyılmış
- ½ çay kaşığı kuru kekik
- ½ çay kaşığı Creole baharatı
- 1/4 çay kaşığı acı biber
- 1 yemek kaşığı Worcestershire sosu
- Tuz, tatmak
- ½ su bardağı kıyılmış düz yapraklı maydanoz
- Servis için pişmiş uzun taneli beyaz pirinç

TALİMATLAR:

a) Ördeği durulayın ve fazla yağı alın. Ördeği büyük bir tencereye koyun ve suyla kaplayın. Dörde bölünmüş soğanı, kereviz parçalarını, 2 adet defne yaprağını ve bir karabiber değirmeninde öğütülmüş birkaç tane ekleyin. kaynatın. Isıyı düşük seviyeye indirin ve ördek tamamen pişene kadar yaklaşık 45 dakika pişirin. Ördeği o kaptan çıkarın ve işlenecek kadar soğuyana kadar dinlendirin. Ördeğin kemiğini çıkarın ve eti ısırık büyüklüğünde parçalar halinde kesin. Eti bir kenara koyun.

b) Kemikleri tencereye geri koyun ve 1 saat pişirin. Stoku büyük bir kaseye süzün ve soğumaya bırakın. Yağ sertleşene kadar soğutun ve yağı alın ve atın.

c) Büyük bir tavada sosisleri orta-yüksek ateşte kızartın. Kenara koyun.

d) Yağı büyük, ağır bir tencerede yüksek ateşte ısıtın; unu ekleyin ve meyane kahverengileşene kadar sürekli karıştırın. Isıyı orta veya orta-düşük seviyeye düşürün ve meyane bitter çikolata rengine gelene kadar sürekli karıştırarak pişirin.

e) Doğranmış soğanı, yeşil soğanın beyaz kısımlarını, kerevizi ve dolmalık biberi ekleyin ve karıştırarak solana kadar pişirin. Sarımsağı ekleyin ve bir dakika daha pişirin. Yavaş yavaş 6 bardak stokta karıştırın. (Fazla stokunuz varsa, başka bir kullanım için dondurun.) Kalan defne yapraklarını ve kekiği, Creole çeşnisini, acı biberi ve Worcestershire sosunu ekleyin ve tuz ekleyin.

f) Sosis ve ördeği ekleyin ve kapağı kapalı olarak ördek yumuşayana kadar yaklaşık 1 saat pişirin. Maydanoz ve yeşil soğan üstlerini karıştırın.

g) Yanında acı sos ve sıcak Fransız ekmeği ile pilavın üzerine kaselerde servis yapın.

34. <u>Midye, Karides ve Yengeç</u>

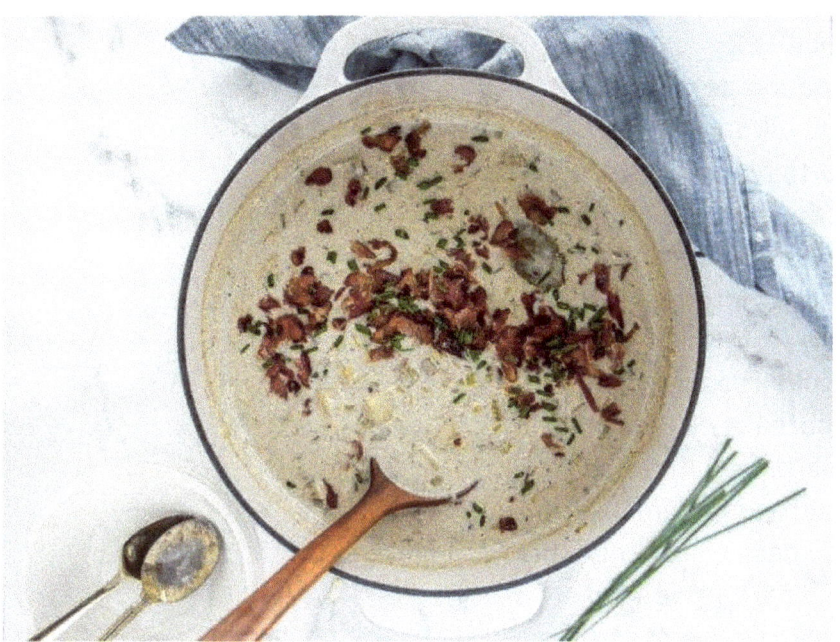

Yapar: 10 SERVİS

İÇİNDEKİLER:

- ½ pound domuz pastırması, doğranmış
- 1 büyük sarı soğan, doğranmış
- 2 orta boy havuç, soyulmuş ve doğranmış
- 2 sap kereviz, doğranmış
- 2½ su bardağı deniz ürünleri suyu
- 2 büyük kırmızı patates, soyulmuş ve doğranmış
- 3 diş sarımsak, kıyılmış
- ¾ su bardağı (1½ çubuk) tuzlu tereyağı
- ¾ bardak çok amaçlı un
- 2 bardak ağır krema
- 2 su bardağı tam yağlı süt
- 1 su bardağı kıyılmış istiridye
- ½ su bardağı yengeç eti
- 2 çay kaşığı koşer tuzu
- 1 çay kaşığı öğütülmüş karabiber
- ½ pound orta boy çiğ karides, soyulmuş ve kabuğu çıkarılmış
- 2 yemek kaşığı kıyılmış taze maydanoz

TALİMATLAR:

a) Pastırmayı büyük bir tencereye atın ve ısıyı ortama çevirin. Pastırmayı gevrek olana kadar pişirin. Ardından tenceredeki yağı alarak tencereden çıkarın ve pastırmayı bir kenara koyun.

b) Tencereye soğan, havuç ve kereviz ekleyin. Güzel ve yumuşak olana kadar pişirin, ardından deniz ürünleri suyunu dökün. Patatesleri ve sarımsağı ekleyin ve orta ateşte yaklaşık 15 dakika pişirin.

c) O pişerken orta boy bir tencereye tereyağını ekleyin ve orta ateşte eritin. Unu serpin ve çırpın. Sürekli karıştırarak 3 dakika pişirin, ardından krema ve sütü dökün. Topaksız olması için çırptığınızdan emin olun!

d) Tereyağı ve un karışımını diğer malzemelerle birlikte büyük tencereye dökün ve karıştırın. İstiridye, yengeç, tuz ve karabiber ekleyin. Malzemeleri karıştırın, ardından ısıyı düşük seviyeye indirin.

e) Karides ve pastırmayı ekleyin ve karıştırın.

f)   15 dakika kaynatın. Servis yapmadan önce üzerine taze maydanoz serpin.

35. Brunswick güveç

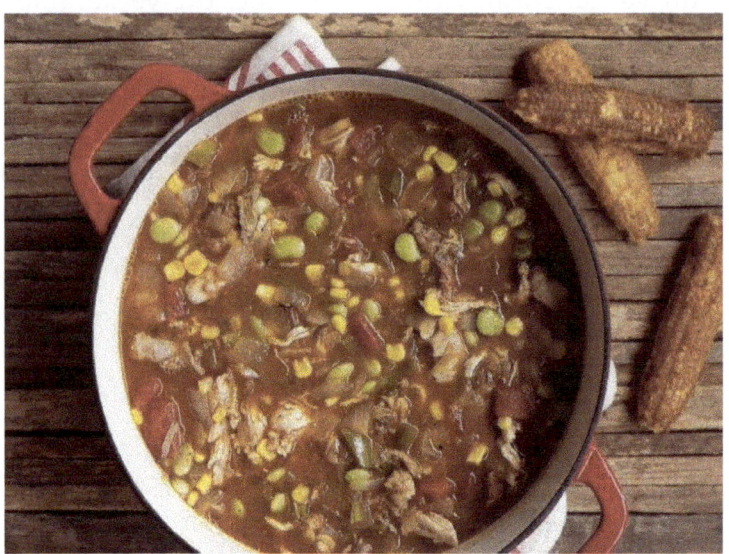

Yapar: 8 ila 10 porsiyon

İÇİNDEKİLER:

- 6 su bardağı tavuk suyu
- 2 su bardağı Yavaş Pişirilmiş Barbekü Domuz Eti
- 2 su bardağı doğranmış tavuk, pişmiş
- 2 su bardağı donmuş veya kuru lima fasulyesi
- 3 orta boy rus patates, soyulmuş ve doğranmış
- 1 (14 ons) domates suyunda doğranmış domates olabilir
- 1 büyük kırmızı soğan, doğranmış
- 1½ su bardağı donmuş bezelye ve havuç
- 1½ su bardağı donmuş bamya
- 1 su bardağı donmuş mısır
- 1 su bardağı hickory barbekü sosu
- 3 diş sarımsak, kıyılmış
- 2 yemek kaşığı Worcestershire sosu
- 2½ çay kaşığı baharat tuzu
- 1 çay kaşığı öğütülmüş karabiber
- ½ çay kaşığı öğütülmüş kimyon

TALİMATLAR:

a) Tüm malzemeleri 6 litrelik yavaş pişiriciye ekleyin. Her şey iyice birleşene kadar karıştırın. Yavaş pişiricinin kapağını kapatın ve ısıyı düşük seviyeye ayarlayın.

b) 5 saat pişirin, sonra servis yapın. Artıklar, buzdolabında hava geçirmez bir kapta 5 güne kadar saklanabilir.

36. Karides yoğurt

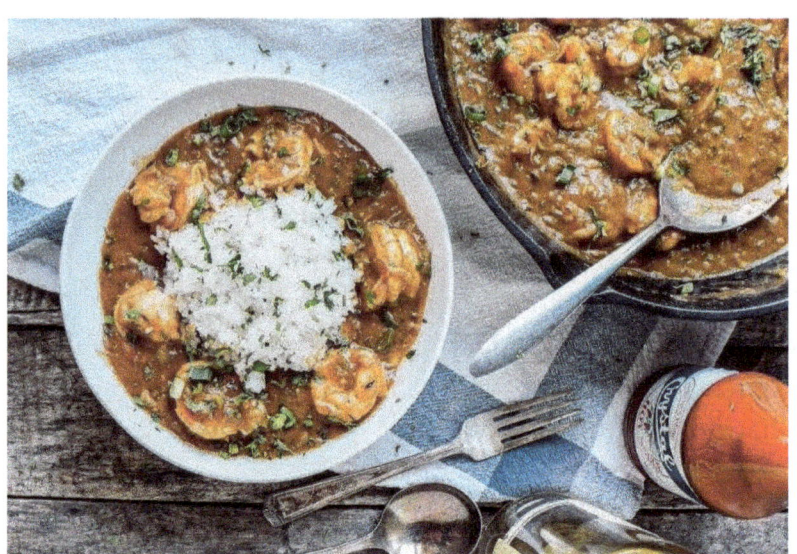

Yapar: 4 SERVİS

İÇİNDEKİLER:

- ½ bardak tuzlu tereyağı
- ½ bardak çok amaçlı un
- 1 yemek kaşığı bitkisel yağ
- 1 büyük yeşil dolmalık biber, doğranmış
- ½ orta boy soğan, doğranmış
- 2 sap kereviz, doğranmış
- 3 diş sarımsak, kıyılmış
- 1 (14 ons) doğranmış domates olabilir
- 1 yemek kaşığı domates salçası
- 2 su bardağı tavuk suyu veya deniz ürünleri suyu
- 2 dal taze kekik, ayrıca süslemek için biraz daha
- 1½ çay kaşığı Creole baharatı
- 1 çay kaşığı Worcestershire sosu
- ½ çay kaşığı öğütülmüş karabiber
- ½ çay kaşığı kırmızı biber gevreği
- 2 kilo ham jumbo karides, soyulmuş ve kabuğu çıkarılmış
- 2 su bardağı pişmiş beyaz pirinç

TALİMATLAR:

a) Orta ateşte büyük bir tencerede tereyağını eritin. Tereyağı eridikten sonra unu ekleyin ve her şey iyice karışana kadar çırpın. Meyaneyi güzel, zengin bir kahverengi renge ulaşana kadar 10 ila 15 dakika pişirin, ancak yakmamaya dikkat edin!

b) Biber, soğan, kereviz ve sarımsak ekleyin. Sebzeler yumuşayana kadar 3 ila 5 dakika pişirin. Daha sonra küp küp doğranmış domatesleri ve salçayı ekleyin. Et suyunu yavaşça dökün ve taze kekiği atın. Her şey iyice birleşene kadar karıştırın, ardından Creole çeşnisi, Worcestershire sosu, karabiber ve pul biber serpin. Malzemeleri karıştırın ve orta-yüksek ateşte 5 dakika pişirin.

c) Yavaş yavaş karidesleri eklemeye başlayın ve karıştırın. Isıyı düşük seviyeye indirin ve 5 dakika daha pişirin. Kekik dallarını çıkarın. Kekik ile süsleyin ve sıcak pilav ile servis yapın.

37. öküz kuyruğu yahnisi

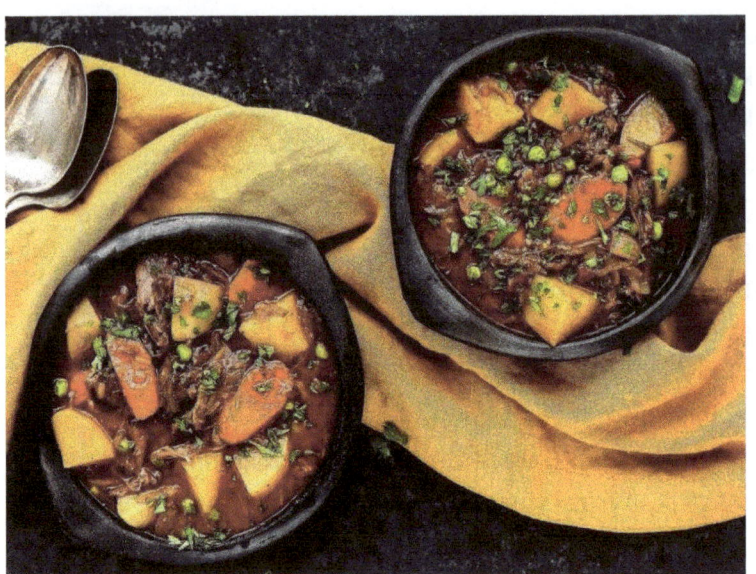

Yapar: 6 İLA 8 SERVİS

İÇİNDEKİLER:

- ½ bardak çok amaçlı un
- 3½ çay kaşığı baharat tuzu
- 2 çay kaşığı kırmızı biber
- ½ çay kaşığı öğütülmüş karabiber
- 4 pound öküz kuyruğu, yağı kesilmiş
- ¼ fincan bitkisel yağ
- 1 büyük sarı soğan, doğranmış
- 1 (14,5 ons) doğranmış domates
- 4 diş sarımsak
- 3 dal taze kekik
- 3 defne yaprağı
- 1 (6 ons) domates salçası olabilir
- 1 litre (32 ons) sığır suyu
- 1 pound bebek havuç
- 1½ pound bebek kırmızı patates, doğranmış

TALİMATLAR:

a) Büyük bir kilitli dondurucu poşeti alın ve un, baharat tuzu, kırmızı biber ve karabiber ekleyin. Her şeyin iyi bir şekilde birleştirildiğinden emin olmak için çantayı sallayın. Öküz kuyruğunu birer birer eklemeye başlayın ve onları kaplamak için çantayı sallayın. Öküz kuyrukları kaplandıktan sonra, bir tabağa veya fırın tepsisine koyun.

b) Orta ateşte büyük bir tavada bitkisel yağı dökün. Yağ kızdıktan sonra öküz kuyruklarını eklemeye başlayın. Öküz kuyruğunun tüm yüzeylerini her iki tarafta yaklaşık 3 dakika kahverengileştirin, ardından tavadan çıkarın ve 6 litrelik yavaş pişiriciye yerleştirin.

c) Soğanı tavaya atın ve yumuşayana kadar pişirin. Yavaş pişiriciye öküz kuyruğu, domates, sarımsak, kekik ve defne yaprağı ile birlikte ekleyin.

d) Büyük bir kapta, domates salçası ve et suyunu birleştirin ve iyice birleşene kadar karıştırın. Bu karışımı yavaş pişiriciye dökün, yavaş pişiriciyi düşük seviyeye getirin ve 6 saat pişirin.

e) Havuç ve patatesleri ekleyin, karıştırın ve 2 saat daha pişirin. Sonra servis yapın ve tadını çıkarın!

38. Fasulye ve Pirinç Çorbası

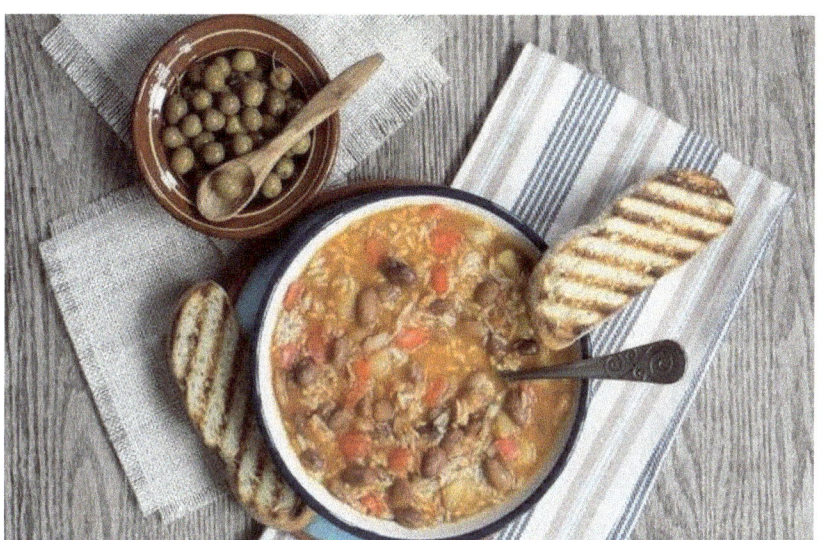

Yapar: 4

İÇİNDEKİLER:
- 2 bardak tavuk, pişmiş ve kuşbaşı
- 1 su bardağı uzun taneli pirinç, pişmiş
- 2 15 onsluk konserve barbunya fasulyesi, süzülmüş
- 4 su bardağı tavuk suyu
- 2 yemek kaşığı Taco Baharat Karışımı
- 1 su bardağı domates sosu

Malzemeler:
- Rendelenmiş peynir
- Salsa
- Kıyılmış silantro
- Doğranmış soğan

TALİMATLAR:
a) Tüm malzemeleri orta boy bir tencereye koyun. Nazikçe karıştır.

b) Orta ateşte pişirin, ara sıra karıştırarak yaklaşık 20 dakika pişirin.

c) Topingler ile servis yapın.

39. Chili con Carne

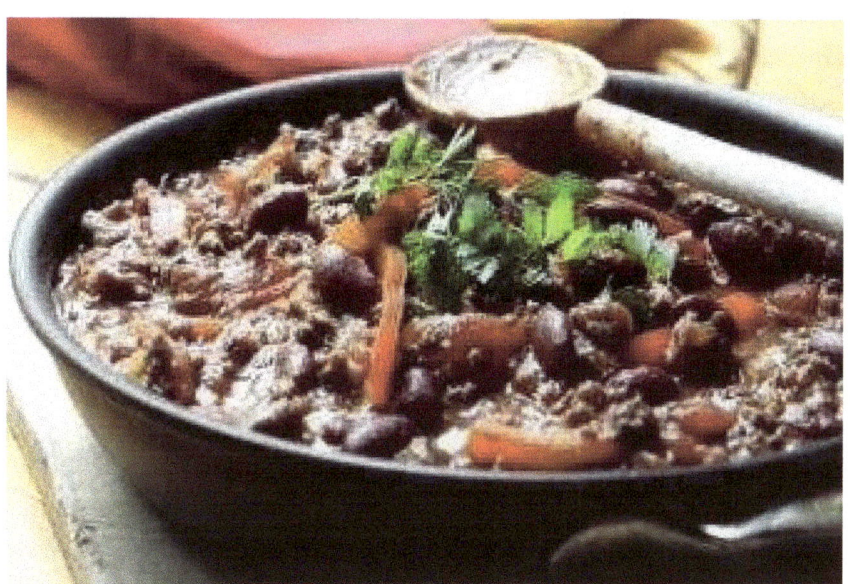

İÇİNDEKİLER:

- Kıyma/kıyma 500g
- 1 Büyük soğan doğranmış
- 3 Diş Sarımsak
- 2 kutu doğranmış domates 400 gr
- Domates püresini sıkın
- 1 çay kaşığı biber tozu (veya tadı)
- 1 çay kaşığı öğütülmüş kimyon
- bir tutam Worcester sosu
- Tuz ve karabiber serpin
- 1 adet doğranmış kırmızı biber
- 1 kutu süzülmüş barbunya fasulyesi 400 gr

TALİMATLAR:

a) Kızgın bir tavada soğanı sıvı yağ ile neredeyse pembeleşinceye kadar kavurun ve ardından doğranmış sarımsakları ekleyin.

b) Kıymayı ekleyin ve kahverengi olana kadar karıştırın; istenirse fazla yağı boşaltın

c) Tüm kuru baharatları ve baharatları ekleyin, ardından ısıyı azaltın ve doğranmış domatesleri ekleyin.

d) İyice karıştırın ve domates püresini ve Worcestershire sosunu ekleyin, ardından yaklaşık bir saat kaynamaya bırakın (aceleniz varsa daha az)

e) Doğranmış kırmızı biberi ekleyin ve 5 dakika kaynamaya devam edin, ardından süzülmüş barbunya konservesini ekleyin ve 5 dakika daha pişirin. Biber herhangi bir noktada kururs biraz su ekleyin.

f) Pilav, ceket patates veya makarna ile servis yapın!

40. Vegan Pirinç Çorbası

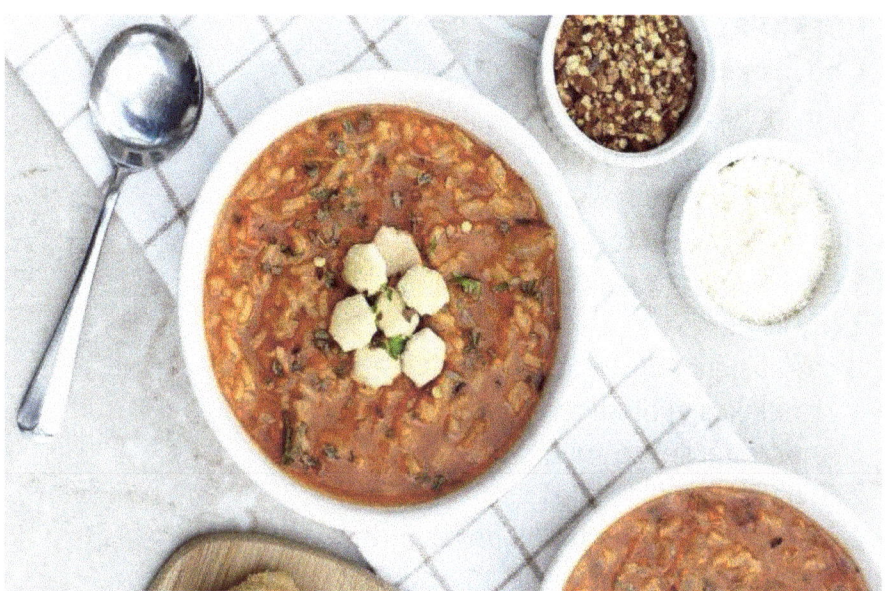

Yapar: 4

İÇİNDEKİLER:

- 4 büyük kereviz sapı
- 3 büyük havuç
- 1 orta boy beyaz soğan
- 1 çay kaşığı kuru kekik
- 1 çay kaşığı kuru maydanoz
- 1 çay kaşığı sarımsak tozu
- 1 çay kaşığı tuz
- ½ çay kaşığı öğütülmüş adaçayı
- 1 yemek kaşığı hindistancevizi aminosu
- 4 su bardağı sebze suyu
- 2 su bardağı su
- 2/3 su bardağı uzun taneli beyaz pirinç
- 1 kutu barbunya fasulyesi (15 oz. kutu)

TALİMATLAR:

a) Sebzeleri lokma büyüklüğünde doğrayın veya doğrayın.

b) Büyük tencereyi ocağa alın ve orta ateşte açın. Tencerenin dibine avokado yağı veya zeytinyağı spreyi sıkın. Sebzeleri ekleyin.

c) Sebzeleri 3-4 dakika pişirin.

d) 3-4 dakika sonra baharatları, defne yaprağını ve hindistancevizi aminolarını ekleyin. Karıştırın ve 1-2 dakika daha pişirin.

e) Sebzeler pişerken pirinci iyice yıkayın.

f) ½ su bardağı sebze suyu ekleyin ve tencerenin altını/kenarını kazıyarak dipteki kahverengi parçaları alın.

g) Et suyunun geri kalanını, suyu ve pirinci tencereye ekleyin. Karıştırın ve örtün. Isıyı yüksek seviyeye getirin.

h) Çorba kaynayınca altını kısın ve 15 dakika pişirin.

i) Çorba pişerken fasulyeleri yıkayıp süzün. Ve onları çorbaya ekleyin.

j) Servis yapmadan hemen önce defne yapraklarını çıkarın. Sıcak servis yapın.

41. Jamaikalı kahverengi güveç tavuk

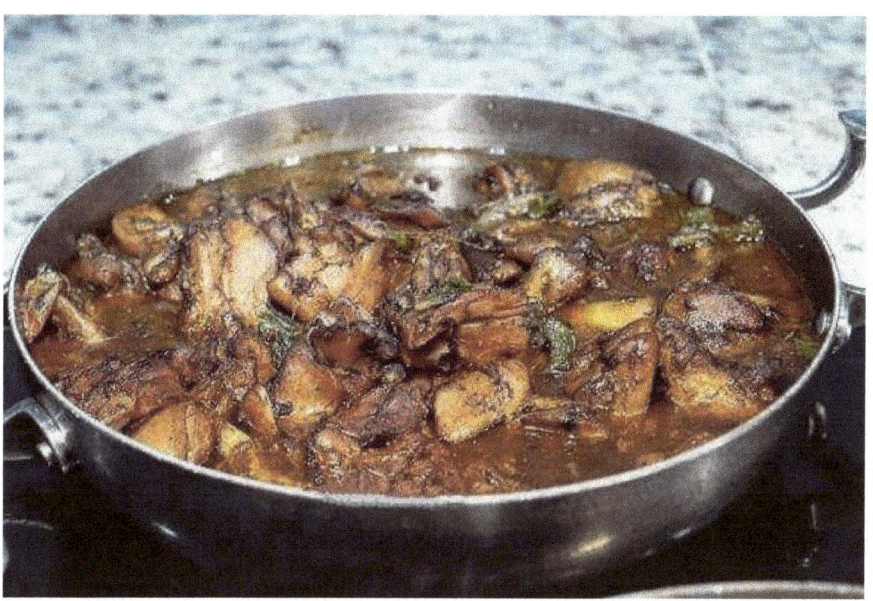

YAPAR: 4

İÇİNDEKİLER:
- 3 lb tavuk derisi çıkarılmış kısımlar halinde doğranmış
- 2-3 havuç
- 1 demet taze soğan
- 1 dal kekik veya çay kaşığı kuru kekik
- 1 sap taze soğan (taze soğan)
- 2-3 diş sarımsak
- 1-2 domates
- 1 çay kaşığı biber salçası
- Tuz
- Karabiber
- 1 yemek kaşığı zeytinyağı

TALİMATLAR:
a) Tavuğu tuz, karabiber, ezilmiş sarımsak karanfilleri ve doğranmış yeşil soğan ile baharatlayın.

b) Tavuğu en az bir saat, ideal olarak bir gece boyunca, üstü kapalı olarak buzdolabında marine edin.

c) Yağı büyük bir yapışmaz tavada ısıtın.

d) Tavuğu kahverengi olana kadar her iki tarafta birkaç dakika kızartın.

e) Tavuğu tavadan çıkarın.

f) Doğranmış havuçları kızarana kadar kızartın.

g) Bir tavaya doğranmış domates, acı biber sosu, kekik ve bir bardak sıcak su ekleyin.

h) 5 dakika kaynamaya bırakın.

i) Tavuğu tavaya ekleyin.

j) Bir bardak daha sıcak su ekleyin, ısıyı azaltın ve tencerenin kapağını kapatın.

k) Tavuk yumuşayana ve kahverengi sos kalınlaşana kadar yaklaşık 30 dakika pişirin.

42. Hindistan Cevizi Sütlü Kabuklu Çorba

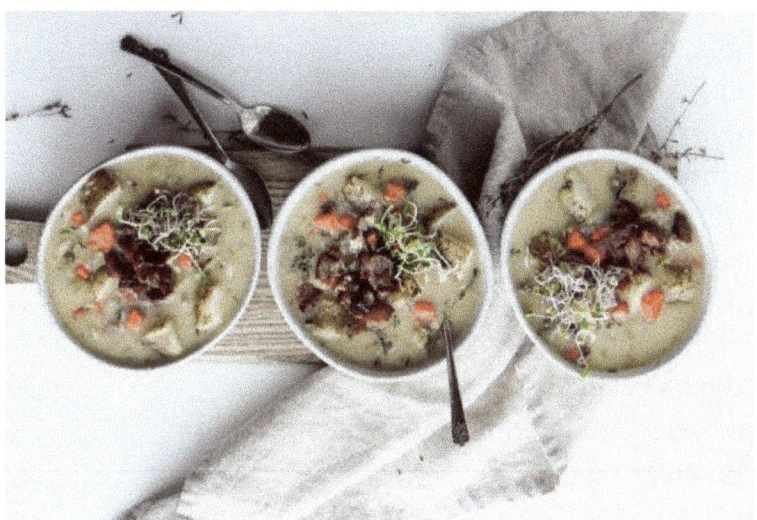

İÇİNDEKİLER:

- 1 pound kabuklu et
- 1/4 su bardağı yemeklik yağ, bölünmüş
- 2 yeşil soğan, doğranmış
- 1 havuç, doğranmış
- 1 sap kereviz, doğranmış
- 1 küçük kırmızı dolmalık biber, doğranmış
- ½ taze mısır taneleri
- 2 yemek kaşığı çok amaçlı un
- 1-quart yarım ve yarım
- 14 onsluk hindistan cevizi sütü konservesi
- 2 su bardağı balık suyu
- 1 ½ yemek kaşığı rendelenmiş taze zencefil kökü
- Tatmak için biber ve tuz
- 1 ½ çay kaşığı acı sos
- 1 demet taze kişniş (kişniş), doğranmış

TALİMATLAR:

a) Kabuklu eti, üzerini kapatacak kadar su ile bir tencereye koyun ve kaynatın. 15 dakika pişirin.

b) Süzün ve ince doğrayın.

c) Orta ateşte bir tavada 2 yemek kaşığı yağı eritin ve yeşil soğan, havuç, kereviz, kırmızı biber ve mısırla karıştırın. 5 dakika pişirin ve karıştırın.

d) Kalan 2 yemek kaşığı yağı büyük bir tencerede eritin ve bir meyane oluşturmak için unu çırpın. Yarım buçuk, hindistancevizi sütü ve balık suyunu dökün. Zencefil ile karıştırın ve tuz ve karabiber ekleyin.

e) Deniz kabuğunu ve sebzeleri tencereye karıştırın. Bir kaynamaya getirin, ısıyı en aza indirin ve 15 dakika pişirin. Acı sos ve kişniş (kişniş) ile karıştırın. 15 dakika veya istenen kıvamda pişirmeye devam edin.

43. Pırasa çorbası

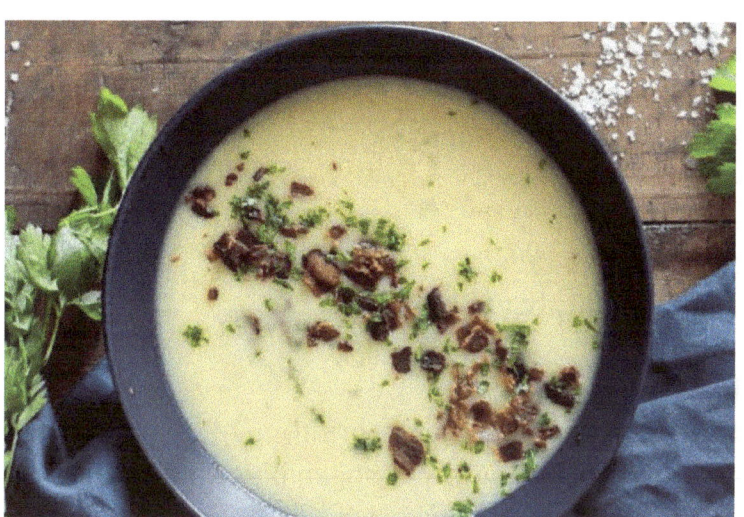

İÇİNDEKİLER:

- 2 yemek kaşığı tereyağı
- 3 su bardağı pırasa, dilimlenmiş
- 1 ½ su bardağı soğan, dilimlenmiş
- 2 yemek kaşığı un
- 6 su bardağı tavuk suyu
- 1 ½ çay kaşığı tuz veya tadı
- ½ çay kaşığı öğütülmüş beyaz biber

TALİMATLAR:

a) Orta ateşte bir tencerede tereyağını eritin

b) Tereyağı ile kaplamak için pırasa ve soğan parçalarını karıştırın

c) Tavayı örtün ve ısıyı azaltın

d) Sebzeler çok yumuşak ancak renksiz olana kadar ara sıra karıştırarak 10 ila 15 dakika yavaşça pişirin.

e) Pırasa ve soğanların üzerine un serpin ve un serpin Unun dağılması için karıştırın

f) Orta ateşte 2 dakika pişirin

g) Ateşten alın ve bir dakika pişirin

h) Sürekli karıştırarak 2 su bardağı et suyu ekleyin.

i) kaynatın

j) Sıvı pürüzsüz hale geldiğinde ve koyulaşmaya başladığında, et suyunun geri kalanını karıştırın.

k) Çorbayı kaynatın, tavayı kapatın ve ısıyı azaltın

l) Yaklaşık 20 dakika kaynatın.

m)   Servis yapmak için, çorbayı istediğiniz kıvamda ezin, karıştırın veya püre haline getirin.

44. Mercimek çorbası

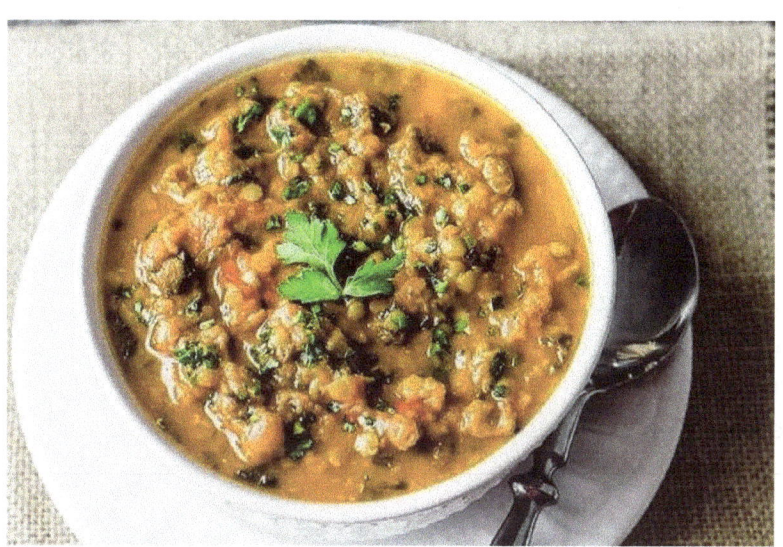

çorba için:

- ½ pound sosis
- 2 çay kaşığı yağ
- 2 pırasa
- 1 soğan
- 1 havuç
- ½ su bardağı erik domates, sıvı
- 1 ½ su bardağı mercimek
- 2 litre tavuk suyu
- Tatmak için biber ve tuz
- Maydanoz

Soğan Kreması için

- 1 yemek kaşığı şeri sirkesi
- ½ fincan kıyılmış taze soğan
- 1 su bardağı ekşi krema

TALİMATLAR:

a) Sosisleri kızarana kadar pişirin. 1/4 su bardağı soğuk su ekleyin ve sıvı gidene kadar kaynatın. Çıkarın ve bir kenara koyun.

b) Pırasaların köklerini kesin ve uzunlamasına ayırın, pırasayı temizlemek için durulayın ve ardından ince ince dilimleyin. Yağı büyük bir tencerede ısıtın. Pırasa, soğan ve havucu ekleyip yağını çekmesi için karıştırın ve üzerini kapatın. Kısık ateşte yaklaşık 8 dakika veya sebzeler şeffaflaşana kadar pişirin. Sebzelere domates ve mercimek ekleyin. Stok, tuz, karabiber ve sosis dökün. Kaynatın ve ardından yaklaşık 25 dakika pişirin. Maydanozu çorbaya karıştırın.

c) Taze soğan kreması için tüm malzemeleri karıştırmanız yeterli. Çorbanın üzerine bir parça servis yapın.

45. Jamaika Kabak Çorbası

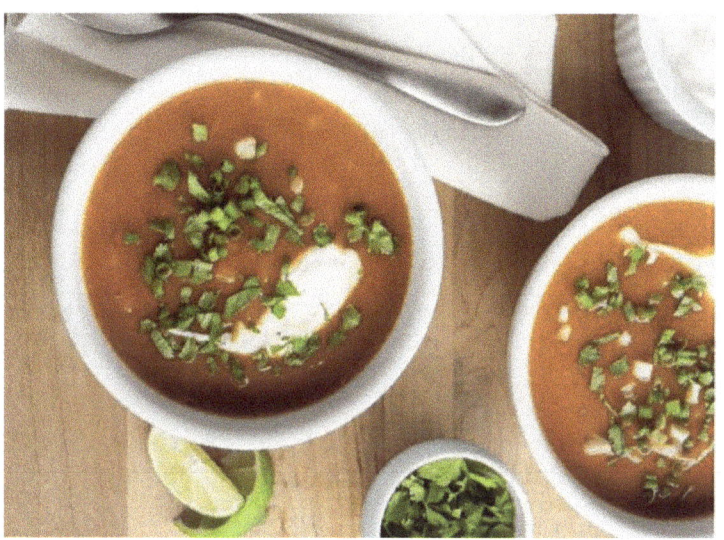

YAPAR4

İÇİNDEKİLER:
- 1 büyük soğan, soyulmuş ve doğranmış
- 1 havuç, soyulmuş ve doğranmış
- 1 jalapeño, biber, çekirdekleri çıkarılmış, ince kıyılmış
- 3 yemek kaşığı tereyağı
- 2 çay kaşığı öğütülmüş kimyon
- 2 çay kaşığı öğütülmüş kişniş
- ½ çay kaşığı öğütülmüş tarçın
- ½ çay kaşığı acı biber
- ½ çay kaşığı toz biber
- 1 büyük spagetti kabağı, soyulmuş ve doğranmış
- Sebzeleri örtecek kadar tavuk suyu, yaklaşık 3 su bardağı
- 1 portakalın suyu
- 1 misket limonunun suyu

hamsi kremi
- 2 ila 3 Ancho chilies, ikiye bölünmüş, sapları alınmış ve tohumlanmış
- 6 yemek kaşığı badem sütü
- 4 yemek kaşığı ekşi krema
- Tuz
- Biber
- tatmak için limon suyu

TALİMATLAR:
a) Büyük, ağır bir tencerede soğan, havuç ve Jalapeno biberini tereyağında yumuşayana kadar terleyin
b) Kimyon, kişniş, tarçın, kırmızı biber ve pul biber ekleyin
c) 2 dakika daha kısık ateşte pişirin
d) kabak ekle
e) Karışımı et suyu, bir portakalın suyu ve misket limonu suyuyla kaplayın Kabak yumuşayıncaya kadar yaklaşık ½ saat pişirin.
f) Soğutmaya izin ver
g) Karışımı işlemcide püre haline getirin veya daldırmalı blender kullanın

h) Çorbayı tekrar tencereye alın, tuz ve karabiberle tatlandırın

i) Yeniden ısıtın ve gerekirse baharatı ayarlayın

j) Ancho Cream'de Girdap

k) Biraz ağır krema ile inceltilmiş ekşi krema ile süsleyin

l) Bir çorba kasesinin ortasına hafifçe bastırın ve bir kürdan kullanarak merkezden dışarıya doğru sürükleyin ve bir yıldız veya örümcek ağı oluşturun

46. Keto yumurta bırakma çorbası

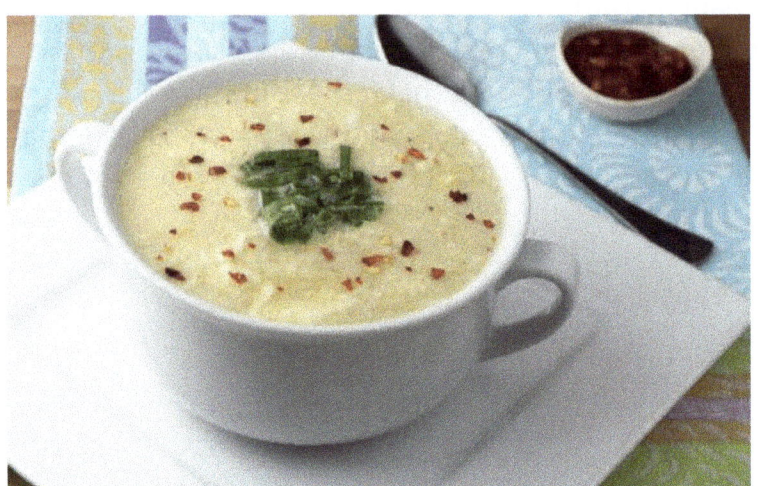

OLUŞTURUR: 1

İÇİNDEKİLER:
- 1 ½ su bardağı Tavuk Suyu
- ½ küp Tavuk Bulyon
- 1 yemek kaşığı Tereyağı
- 2 büyük Yumurta
- 1 çay kaşığı biber salçası

TALİMATLAR:
a) Ocak üzerine bir tava koyun ve orta-yüksek ısıya çevirin.
b) Tavuk suyu, bulyon küpü ve tereyağını ekleyin. kaynatın.
c) Biber sarımsak ezmesini karıştırın.
d) Yumurtaları ayrı ayrı çırpın ve kaynayan et suyuna ekleyin.
e) İyice karıştırın ve 3 dakika daha pişirin.
f) Sert.

47. Jamaikalı karides çorbası

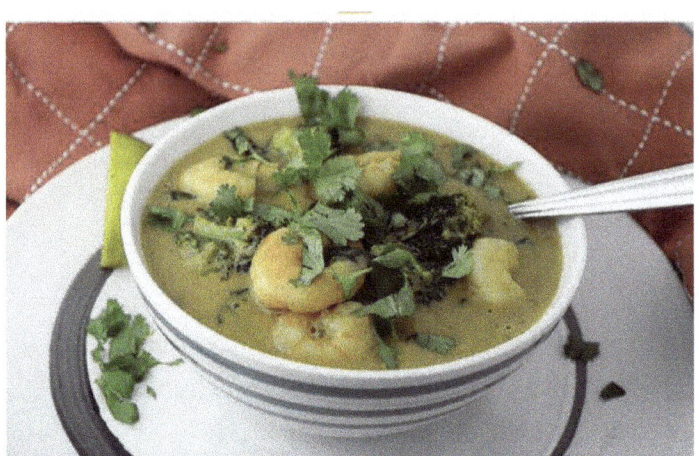

YAPIYOR: 2

İÇİNDEKİLER:
- 2 yemek kaşığı Yeşil Köri Ezmesi
- 1 su bardağı Sebze Suyu
- 1 su bardağı hindistan cevizi sütü
- 6 oz. Pişmiş Karides
- 5 ons Brokoli çiçekleri
- 3 yemek kaşığı kişniş, doğranmış
- 2 yemek kaşığı Hindistan Cevizi Yağı
- 1 yemek kaşığı soya sosu
- ½ Kireç Suyu
- 1 orta boy Taze Soğan, doğranmış
- 1 çay kaşığı Ezilmiş Kavrulmuş Sarımsak
- 1 çay kaşığı Kıyılmış Zencefil
- 1 çay kaşığı Balık Sosu
- ½ çay kaşığı Zerdeçal
- ½ fincan Ekşi Krema

TALİMATLAR:
a) Orta boy bir tencerede hindistan cevizi yağını eritin.
b) Sarımsak, zencefil, taze soğan, yeşil köri ezmesi ve zerdeçal ekleyin. Soya sosu ve balık sosu ekleyin.
c) 2 dakika pişirin.
d) Sebze suyu ve hindistancevizi sütünü ekleyin ve iyice karıştırın. Düşük ısıda birkaç dakika pişirin.
e) Brokoli çiçeklerini ve kişnişi ekleyin ve köri biraz koyulaşınca iyice karıştırın.
f) Köri kıvamından memnun kaldığınızda karides ve limon suyunu ekleyin ve her şeyi birlikte karıştırın.
g) Düşük ısıda birkaç dakika pişirin. Gerekirse tuz ve karabiber ekleyin.

48. Haşlanmış Kalaloo

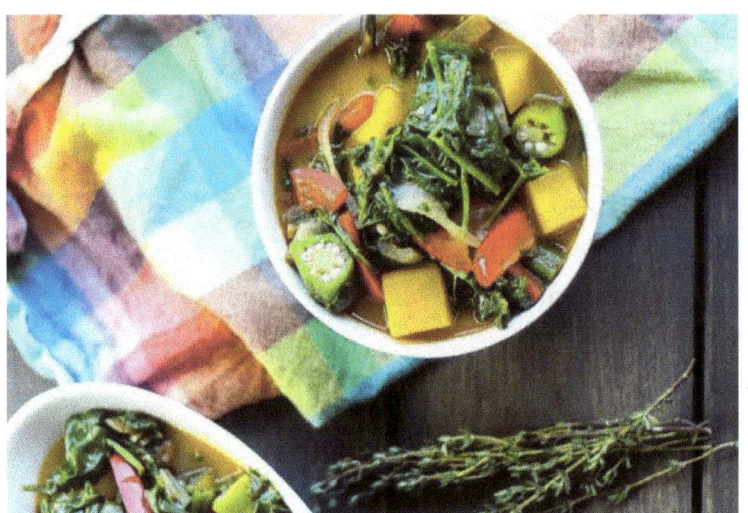

İÇİNDEKİLER:

- Kıyılmış calaloo yaprakları
- 3 yemek kaşığı bitkisel yağ
- 2 diş kıyılmış sarımsak
- 2 orta boy soğan
- 1 su bardağı Hindistan cevizi sütü
- Tuz
- Biber
- Acı biber sosu

TALİMATLAR:

a) Ağır bir tencerede yağı ısıtın. Doğranmış soğan ve sarımsağı ekleyin. Yumuşak olduğunda, calaloo yapraklarını ekleyin ve yağla kaplanana ve solana kadar fırlatın.

b) Calaloo'yu kaplayacak kadar hindistancevizi sütü ekleyin. Kalaloo yumuşayana ve sütün çoğu buharlaşana kadar pişirin.

c) Baharatları ekleyin ve sebze olarak servis yapın.

49. Hindistan Cevizli Karides Çorbası

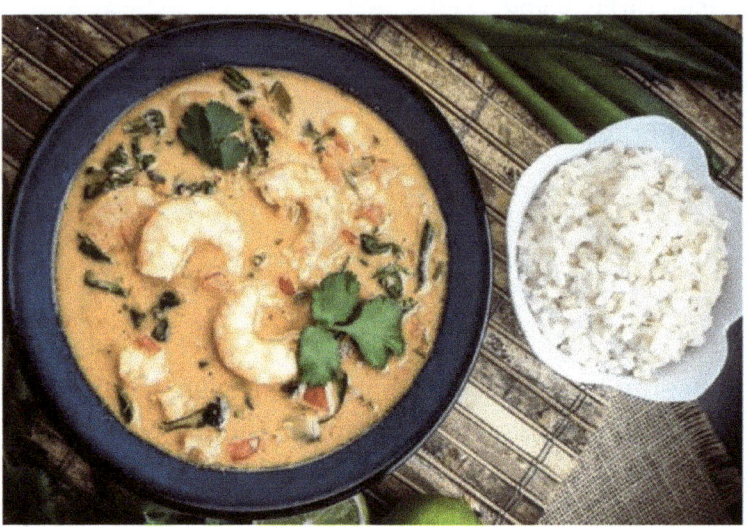

YAPAR: 4

İÇİNDEKİLER:

- 600 gr çiğ karides, ayıklanmış
- 1 küçük soğan doğranmış
- 2 adet orta boy doğranmış havuç
- 1 adet doğranmış kırmızı biber
- 2-3 su bardağı ıspanak veya karalahana, doğranmış
- 2 taze soğan kıyılmış
- bir avuç bütün bamya
- 4 diş kıyılmış sarımsak
- 1 yemek kaşığı kıyılmış zencefil
- 1 kutu hindistan cevizi sütü
- 1 litre sebze suyu
- 1 çay kaşığı deniz ürünleri baharatı
- 1 çay kaşığı karabiber
- 5 dal taze kekik
- 2 çay kaşığı maydanoz
- 1 viski bone
- Isı için ¼ çay kaşığı kırmızı biber gevreği
- bir miktar taze limon suyu
- ⅛ çay kaşığı pembe Himalaya tuzu

● hindistancevizi yağı

● Daha yoğun bir çorba için 2 yemek kaşığı ılık suyla karıştırılmış 1 yemek kaşığı tapyoka

TALİMATLAR:

a) Karidesleri orta boy bir kaseye koyun ve deniz ürünleri çeşnisiyle marine edin ve bir kenara koyun.

b) Orta ateşte büyük bir tencerede 2 yemek kaşığı hindistancevizi yağını eritin.

c) Soğan, yeşil soğan ve sarımsağı eklemeye devam edin, ardından yumuşak ve yarı saydam olana kadar soteleyin.

d) Havuç, sarımsak, dolmalık biber ve ıspanağı ekleyin ve 5 dakika pişirmeye devam edin.

e) Karabiber, maydanoz, kekik ve pul biberi (kullanılıyorsa) ekleyin ve karıştırın ve sebzelerle birleştirin.

f) Sebze suyunu ve hindistancevizi sütünü tencereye dökün ve kaynama noktasına getirin

g) Viski kapağını ekleyin ve ardından kapağı açıkken ısıyı düşük sevlyeye Indlrln.

h) 20 dakika kaynatın

i) 15 dakika sonra bamya ve karidesleri ekleyin ve çorbanın biraz daha koyu olmasını istiyorsanız tapyoka hamurunu karıştırın.

j) Tüm çorbanın üzerine kireci sıkın ve 5 dakika daha kaynamaya bırakın.

50. Gungo Bezelye Çorbası

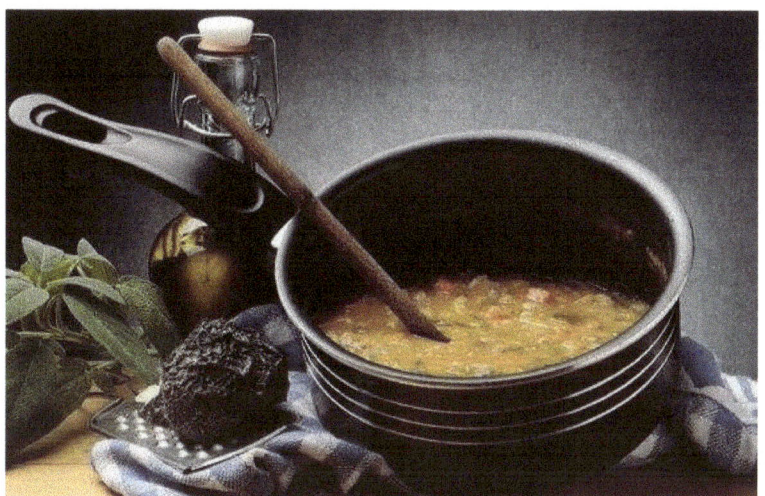

İÇİNDEKİLER:

- 2 su bardağı (400 gr) kurutulmuş gungo veya güvercin bezelyesi
- 1 adet tütsülenmiş jambon
- 2 orta boy soğan, büyük parçalar halinde kesilmiş
- 2 havuç, büyük parçalar halinde kesilmiş
- 1 sap kereviz, yapraklı
- 2 scotch bone veya jalapeno biberi, çekirdekleri çıkarılmış ve doğranmış
- 1 diş sarımsak, kıyılmış
- 1 defne yaprağı
- 1 çay kaşığı ezilmiş taze biberiye yaprağı veya ¼ çay kaşığı ezilmiş kuru biberiye
- 1 porsiyon Spinner

TALİMATLAR:

a) İplikçileri hazırlayın

b) Nohutları yıkayıp bir tencereye alın. Üzerini kapatacak kadar su ekleyin ve bir gece bekletin. Süzün ve bir kenara koyun.

c) Bir tencereye 6 bardak su ekleyin ve jambon budu, soğan, havuç, kereviz, kırmızı biber, sarımsak, defne yaprağı ve biberiyeyi ekleyin. Bir kaynamaya getirin, ısıyı en aza indirin ve 45 dakika pişirin. Stoku süzün, jambon dizisini ayırın ve sebzeleri atın. Stoktaki yağı alın.

d) Stoku ve jambon dizisini ıslatılmış bezelye ile birlikte tencereye geri koyun. Bezelye yumuşayana kadar yaklaşık 2 saat kısık ateşte pişirin. Bezelyenin yarısını oluklu bir kaşıkla çorbadan alın ve mutfak robotunda püre haline getirin.

e) Püreyi çorbaya geri koyun.

f) Hazırlanan Spinners'ı çorbaya ekleyin ve ısıtın.

51. Anında Pot Mercimek Bamya

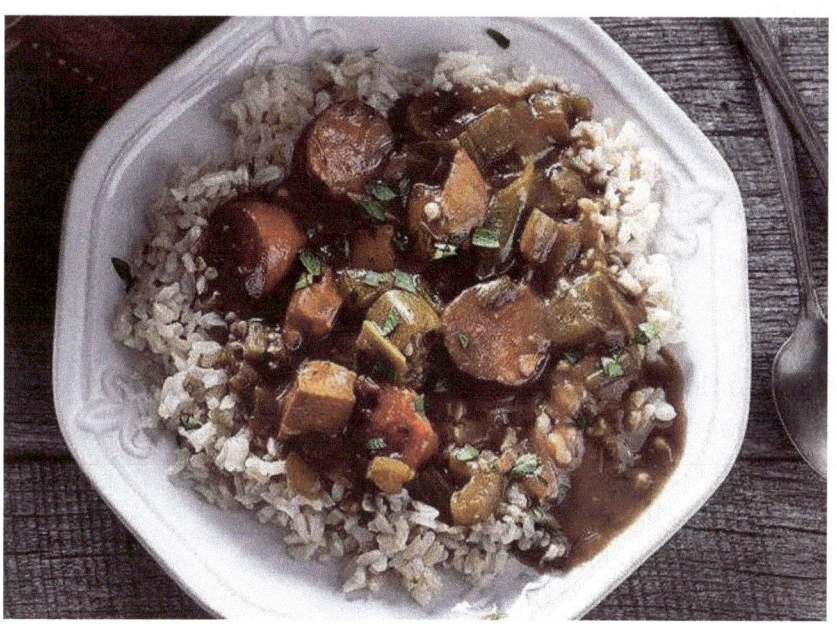

Yapar: 6

İÇİNDEKİLER:

- 1 su bardağı karnabahar, ince kıyılmış
- 1 kutu tuzsuz domates, doğranmış
- 1 su bardağı mercimek
- 2 yemek kaşığı Elma Sirkesi
- 1 ½ bardak doğranmış soğan
- 2 su bardağı doğranmış taze bamya
- 2 yemek kaşığı sebze suyu
- 1 çay kaşığı Cajun karışımı baharat
- 1 kırmızı dolmalık biber, doğranmış
- ½ su bardağı domates sosu
- 1 çay kaşığı kıyılmış sarımsak
- 3 su bardağı sebze suyu
- 2 kereviz kaburga, kıyılmış
- ½ yemek kaşığı taze kekik
- 1 yemek kaşığı taze kekik
- ½ çay kaşığı kırmızı biber
- tatmak için koşer tuzu
- Süslemek için dilimlenmiş jalapeno biberi ve taze kişniş
- Kalınlaştırmak için bulamaç

TALİMATLAR:

a) Bir tencerede sebze suyunu, soğanı, sarımsağı, dolmalık biberi ve kerevizi yumuşayana ve aroması çıkana kadar 5 dakika soteleyin.

b) Baharatları ekleyin ve tekrar 1 dakika karıştırın.

c) Tuz ve karabiber hariç kalan malzemeleri ekleyin, ardından karıştırın.

d) Kapağı bir düdüklü tencereye yerleştirin ve en az 12 dakika pişirin. Doğal salınım, mercimeklerin tamamen piştiğinden emin olmak için en iyi şekilde çalışır. Ancak sıkıştıysanız, havalandırmayı bir bezle örtün ve ardından hızla bırakın.

e) Piştikten sonra ½ çay kaşığı tuz ve karabiber ekleyin. Bamya koyu bir kıvam alana kadar 10 dakika karıştırarak ısıtın. (Bamyayı pişirirken fazladan tuz eklemeyin).

f) Kaselere servis yapın ve jalapeños, taze kişniş ve kırmızı biber gevreği ile süsleyin.

52. alaska ahtapot bamya

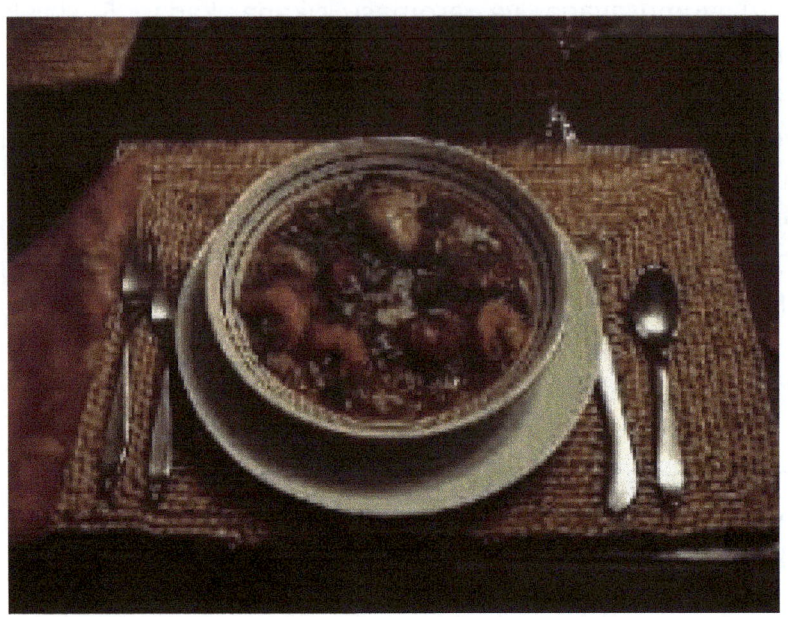

Yapar: 4 Porsiyon

İÇİNDEKİLER:
½ su bardağı Doğranmış domuz pastırması
2 su bardağı Su
1 litre Taze ahtapot, yumuşayana kadar buğulanmış
2 su bardağı az pişmiş buharda pişirilmiş pirinç
1 kilo Konserve domates
1 kutu bamya
½ bardak Doğranmış soğan
1 adet doğranmış yeşil biber
¼ çay kaşığı Cayenne
½ su bardağı doğranmış kereviz
Tatmak için biber ve tuz

Pastırmayı suda 15 dakika kaynatın, ardından kalan malzemeleri ekleyin. Birlikte on dakika kaynatın. Sıcak mısır ekmeği ile servis yapın.

53. Fırında sebze gumbo creole

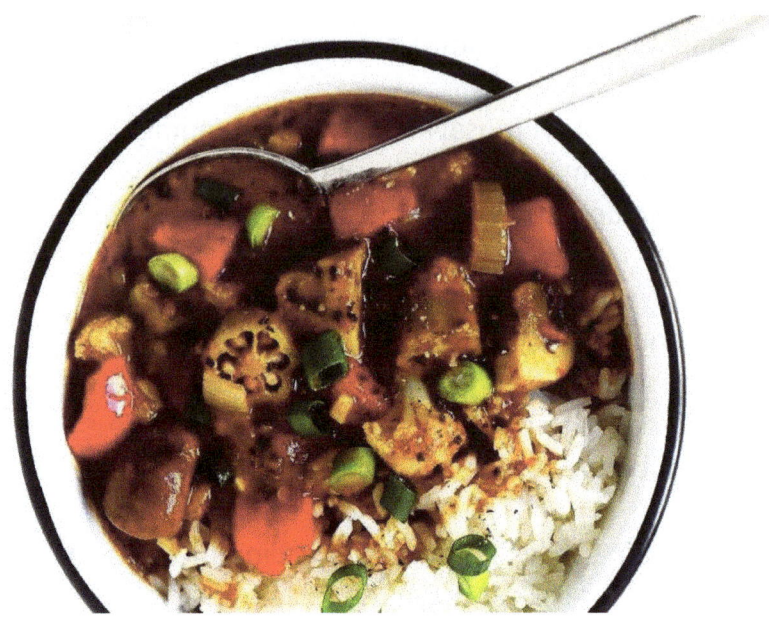

Yapar: 10 porsiyon

İÇİNDEKİLER:
1 pound Taze bamya,diag. dilimlenmiş
2 paket Dondurulmuş dilimlenmiş bamya (10oz)
Kaynar tuzlu su
1 Kereviz, çapraz dilimlenmiş
2 adet dolmalık biber, şeritler halinde
2 paket Dondurulmuş lima fasulyesi (10oz)
8 Başak taze mısır taneleri
2 paket Dondurulmuş mısır, çözülmüş (10oz)
Tereyağı veya margarin
Galeta unu
1 Küçük soğan, doğranmış
4 adet olgun domates, dilimlenmiş
2 Serrano chiles, ince dilimlenmiş
1 çay kaşığı kıyılmış taze fesleğen
½ çay kaşığı Kuru fesleğen, ufalanmış
tatmak için tuz
tatmak için karabiber
½ su bardağı Rendelenmiş Monterey Jack

TALİMATLAR:
a) Taze bamyayı tuzlu kaynar suda kısaca haşlayın; boşaltmak.
b) Kerevizi kaynar tuzlu suda haşlayın.
c) Dolmalık biber ve lima fasulyesi ekleyin ve yumuşayana kadar pişirin; son 30 saniye boyunca mısır ekleyin (fazla pişirmeyin), ardından sebzeleri süzün.
d) Büyük bir fırın tepsisini yağlayın ve ekmek kırıntıları serpin; bir kat mısır-fasulye karışımı ve bamya ekleyin.
e) Soğan, domates ve fesleğeni birleştirin; tabakta alt tabaka üzerine kaşık soğan-domates karışımı tabakası.
f) Chiles serpin ve tuz ve karabiber serpin.

g) Tereyağı ile nokta ve ekmek kırıntıları serpin.

h) Güveç dolana kadar katmanlamayı tekrarlayın.

i) Üzerine kırıntılara batırılmış ve tereyağında hafifçe sotelenmiş bir kat bamya koyun; İstenirse rendelenmiş peynir ile eşit olarak serpin.

j) Önceden ısıtılmış 300' fırında 1 saat üstü açık pişirin.

54. Cajun yayın balığı bamya

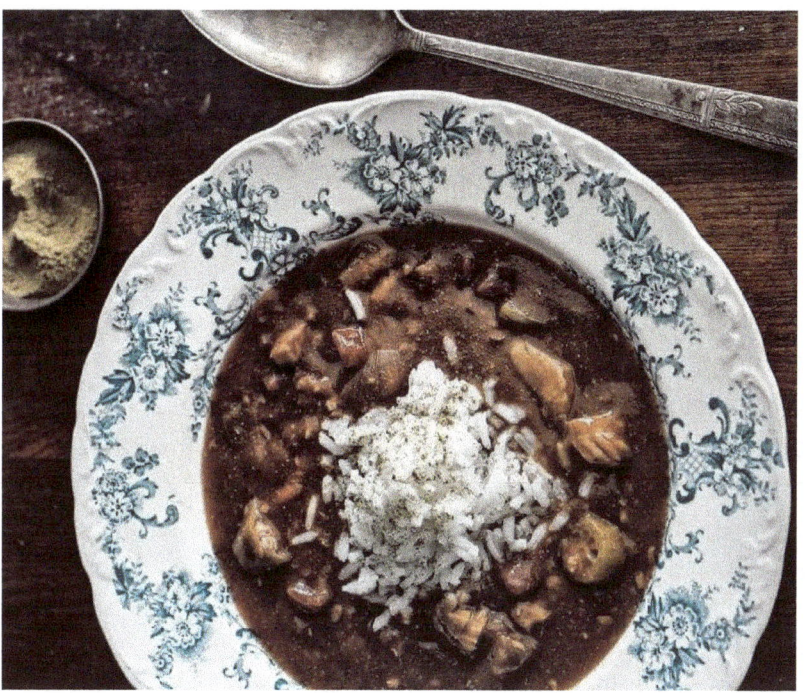

Yapar: 10 Porsiyon

İÇİNDEKİLER:

2 su bardağı doğranmış soğan
2 su bardağı Yeşil soğan; kıyılmış *
1 su bardağı kıyılmış kereviz
½ su bardağı Dolmalık biber; kıyılmış
6 Cl Sarımsak; kıyılmış
6 7 ons yayın balığı filetosu; kesilmiş
3 7 ons yayın balığı filetosu; st için
1 pound Yengeç eti; (pençe)
1 pound Karides; (soyulmuş)
1½ bardak Yağ
1½ bardak Un
4 litre Sıcak su
Tuz; tatmak
Kırmızı biber; tatmak
* yeşillikleri ayırın ve rezerve edin.

TALİMATLAR:

a) Ayrı bir tencerede 3 (7 ons) yayın balığı filetosunu 1 litre hafif tuzlu suda 15 dakika pişirin. Tülbentten süzün ve sıvıyı ayırın. Yayın balığını doğrayın ve eti ayırın. Ağır tabanlı bamya tenceresine yağı ve unu ekleyin. Altın kahverengi olana kadar sürekli karıştırarak orta yüksek ateşte pişirin. Dikkat, kavurmayın! Yeşil soğan üstleri hariç tüm baharatları ekleyin. 5 dakika sote edin.

b) Tüm balık suyunu ve doğranmış yayın balığını ekleyin. Koyu çorba kıvamına gelinceye kadar birer kepçe sıcak su ekleyin. Pençe yengeç eti ve karidesin yarısını ekleyin. Kaynamaya azaltın. Ara sıra karıştırarak yaklaşık 45 dakika pişirin. Yayın balığı, kalan karides ve yeşil soğan üstlerini ekleyin. 10-15 dakika pişirin. Tuz ve acı biber kullanarak tatlandırın. Hacmi korumak için gerekirse su ekleyin. Beyaz pirinç üzerinde servis yapın.

55. Lahana ve jambonlu bamya

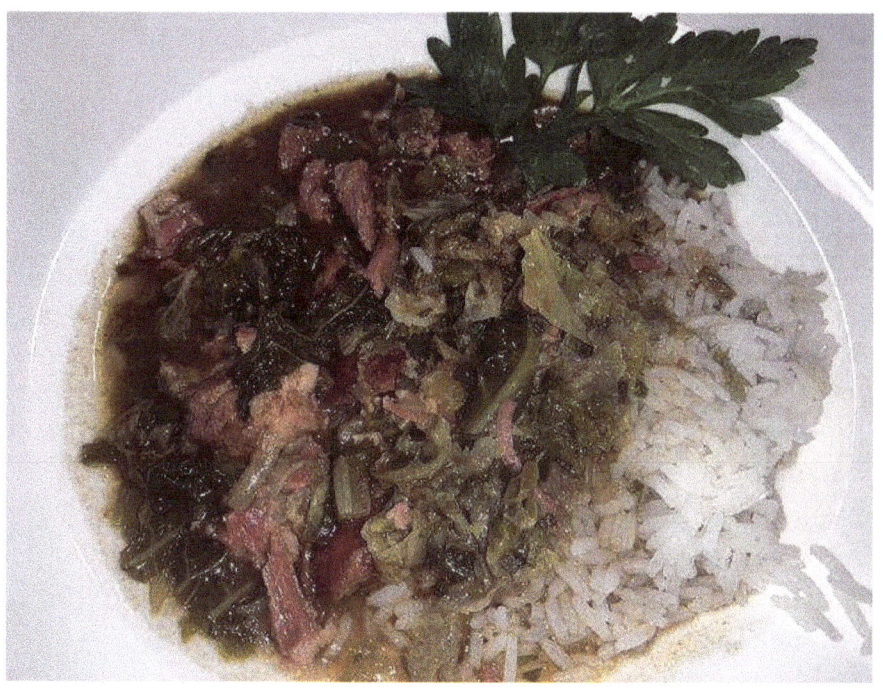

Yapar: 4 porsiyon

İÇİNDEKİLER:

- 1 su bardağı bitkisel yağ
- 1 su bardağı un
- 1½ bardak doğranmış soğan
- 1 su bardağı kıyılmış kereviz
- 1 su bardağı doğranmış dolmalık biber
- 4 su bardağı jülyen doğranmış savoy lahana
- 2 pound füme jambon dizleri
- 1½ çay kaşığı tuz
- ¼ çay kaşığı acı biber
- 3 defne yaprağı
- 7 su bardağı tavuk suyu
- 1 yemek kaşığı emeril özü
- 2 yemek kaşığı kıyılmış maydanoz
- ½ su bardağı kıyılmış yeşil soğan
- 1 yemek kaşığı dosya tozu
- 2 su bardağı pişmiş beyaz pirinç

TALİMATLAR:

a) Yağı ve unu büyük bir dökme demir veya emaye kaplı dökme demir Hollandalı fırında orta ateşte birleştirin. 20 ila 25 dakika boyunca yavaş ve sürekli karıştırarak çikolata renginde koyu kahverengi bir meyane elde edin. Soğan, kereviz ve dolmalık biberleri ekleyin ve 4 ila 5 dakika veya solana kadar karıştırmaya devam edin. Lahanayı ekleyin ve 2 dakika sotelemeye devam edin. Jambon dizlerini, tuzu, kırmızı biberi ve defne yapraklarını ekleyin. 3 ila 4 dakika karıştırmaya devam edin. Stoku ve Emeril's Essence'ı ekleyin. Meyane karışımı ve stok iyice birleşene kadar karıştırın. Bir kaynamaya getirin, ardından ısıyı orta-düşük seviyeye indirin. Kapağı açık olarak ara sıra karıştırarak 2½ saat pişirin. Yüzeye çıkan yağları sıyırın. 30 dakika kaynatmaya devam edin. Ateşten alın.

b) Maydanoz, yeşil soğan ve dosya tozunu karıştırın. Defne yapraklarını ve jambon dizlerini çıkarın. Eti dizlerinden parçalayın ve eti tekrar bamyaya koyun. Pirinçle birlikte derin kaselerde servis yapın.

56. Tavuk-bamya bamya ovaları tarzı

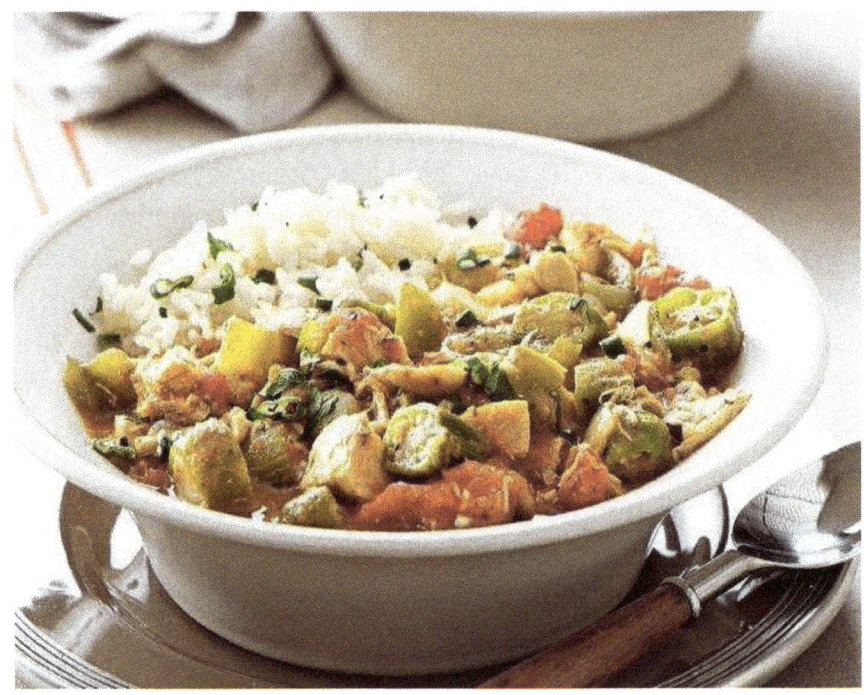

Yapar: 12 porsiyon

İÇİNDEKİLER:
¼ pound Tuzlu domuz eti
1 Kızarmış tavuk,doğranmış
Un
3 yemek kaşığı Tereyağı
1 Soğan,lg,hafif,soyulmuş/doğranmış
20 adet bamya*
6 Domates,büyük,taze,doğranmış
1 Kırmızı biber,acı**
3 dal maydanoz, doğranmış
1 defne yaprağı
3 litre Su, gerekirse daha fazla
tatmak için tuz
zevkinize biber
2 yemek kaşığı un (tercihe göre)
Pişmiş beyaz pirinç
* - bamya taze dilimlenmiş olabilir veya 10 onsluk bir paket donmuş bamya, bamya dilimlerini ayırmak için yeterince çözülmüş olabilir.

** - tohumlar çıkarılır ve ince kıyılır.

TALİMATLAR:
a) Fazla tuzu durulamak için tuzlu domuz eti soğuk su altında yıkayın. Kurutun ve küçük zarlar halinde kesin.
b) Büyük, ağır bir çorba tenceresine koyun ve tüm yağlar işlenene kadar kısık ateşte pişirin. Gevrek domuz zarını çıkarın ve kağıt havlu üzerine boşaltın. Kenara koyun.
c) Tavuk parçalarını kağıt havluyla kurulayın ve hafifçe un serpin. Her bir parçaya un bastırın, ardından fazlalıkları silkeleyin. Tuzlu domuz eti neredeyse sigara içmek için ısıtın. Kızgın yağda unlanmış tavuk parçalarını teker teker kızartın. Kızarmış gibi çıkarın ve bir kenara koyun.

d) Dökün ve yağı atın. Çorba tenceresine tereyağı ekleyin ve kısık ateşte koyun. Eriyince soğan ve bamyayı ekleyip tahta kaşıkla sık sık karıştırarak soğan yumuşayıncaya kadar pişirin. Bamyayı kavurmamaya dikkat edin.

e) Tavuğu tencereye geri koyun ve tuz, karabiber ve isteğe bağlı un hariç kalan malzemeleri ekleyin. Yaklaşık 1-½ saat kaynamaya bırakın, gerekirse ilave su ekleyin. Ateşten alın. Defne yaprağını çıkarın ve atın. Tavuk parçalarından deri ve kemiği çıkarın ve eti tencereye geri koyun. Gerekirse tekrar ısıtın. İstenirse, karışımı 1-2 yemek kaşığı un ile yaklaşık ½ su bardağı soğuk su ile macun kıvamına getirin ve kısık ateşte 10-15 dakika daha karıştırın.

f) Yeni pişirilmiş, kabarık beyaz pirinci büyük çorba kaselerine koyun. Her porsiyonun üzerine çıtır domuz eti serpin.

JAMBALAYA

57. Kızarmış Kaz ve Kaz Ciğeri Jambalaya

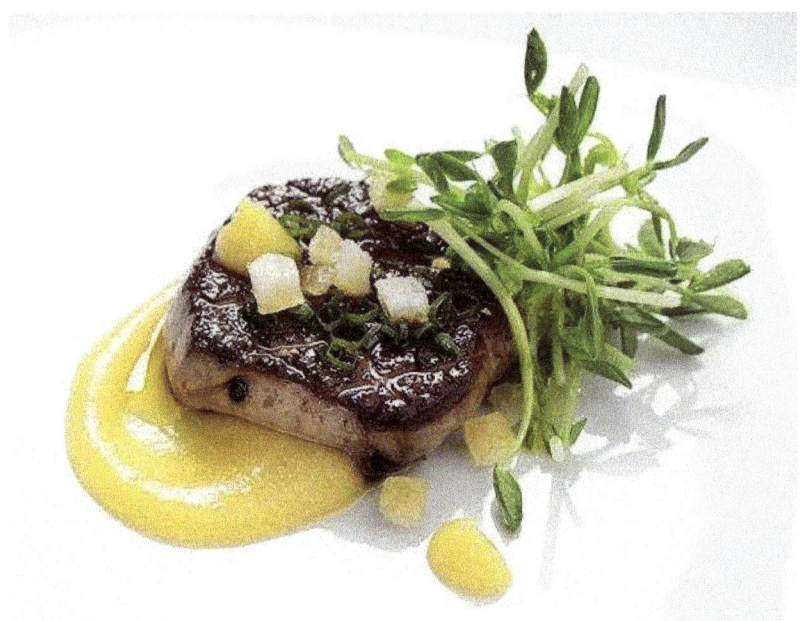

4–6 SERVİS YAPAR

İÇİNDEKİLER:
1 su bardağı kaz eti
6 ons kaz ciğeri, doğranmış
12 diş sarımsak, soyulmuş ve kıyılmış
1 soğan, orta boy doğranmış
2 yeşil biber, orta boy doğranmış
6 kereviz sapı, orta boy doğranmış
2 defne yaprağı
1 çay kaşığı acı biber
4 yemek kaşığı koşer tuzu veya tadı
½ fincan kırmızı şarap
2 su bardağı pirinç
4 su bardağı tavuk suyu
1 yemek kaşığı kıyılmış taze adaçayı
1 yemek kaşığı kıyılmış taze kekik

TALİMATLAR:
a) Kaz etini orta boy bir tavada yüksek ateşte, karıştırarak rengi dönene kadar pişirin. Ateşi kısın, az miktarda su ekleyin, ağzını sıkıca kapatın ve et yumuşayana kadar yaklaşık 1-2 saat pişirin.
b) Orta-yüksek ateşte ağır tabanlı bir kızartma tavası yerleştirin. Tavaya kaz ciğeri ekleyin ve 5 saniye erimesi için döndürün. Sarımsak, soğan, dolmalık biber, kereviz, defne yaprağı, kırmızı biber ve tuzu ekleyin. Tahta bir kaşıkla 3-5 dakika veya soğan yarı saydam olana ve sebzeler yumuşayana ve kahverengileşmeye başlayana kadar eşit şekilde çevirin.
c) Şarabı ekleyin ve tencerenin sırını gidermek için sürekli karıştırarak sıvının tamamen buharlaşmasını sağlayın.
d) Eti, pirinci ve suyu ekleyin ve jambalayayı kaynama noktasına getirin. Isıyı azaltın, tavayı kapatın ve 10 dakika pişirin. Ocağı kapatın, tavayı kapalı tutun ve pirinç tamamen pişene kadar buharda pişirmeye devam edin. Pirinci çatalla kabartın ve adaçayı ve kekiği ekleyin.

58. Bad Bart'ın Kara Jambalaya'sı

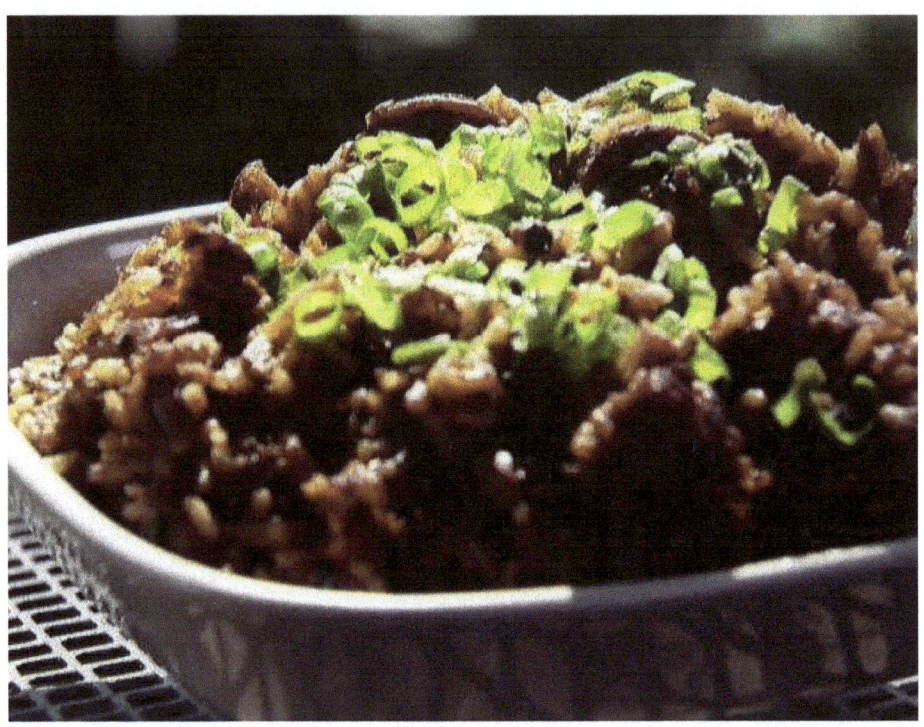

İÇİNDEKİLER:

- 1/4 su bardağı bitkisel yağ
- Andouille, chaurice veya yeşil soğan gibi 1 pound Louisiana tütsülenmiş sosis, 1/4 inç kalınlığında yuvarlaklar halinde kesilmiş
- 1 büyük soğan, doğranmış
- 3 kereviz sapı, doğranmış
- 2 poblano biber, doğranmış
- 1/4 su bardağı kıyılmış sarımsak
- ½ pound füme domuz poposu
- ½ pound füme tavuk uylukları
- 1 (12 ons) börülce olabilir
- 4 su bardağı et suyu, tercihen domuz eti
- 2 yemek kaşığı kıyılmış taze kekik
- 2 yemek kaşığı kıyılmış düz yapraklı maydanoz
- 2 yemek kaşığı kıyılmış taze kekik
- 1 yemek kaşığı koşer tuzu
- 1 çay kaşığı taze çekilmiş karabiber
- 1 çay kaşığı acı biber
- 2 bardak Ben Amca'nın uzun taneli pirinci

TALİMATLAR:

a) Büyük, ağır bir tencerede, tercihen siyah dökme demirde, yağı orta ateşte ısıtın. Sosis ekleyin ve kıvrılana kadar pişirin. Soğan, kereviz, biber ve sarımsağı ekleyin ve yarı saydam olana kadar soteleyin. Domuz eti ekleyin ve sık sık karıştırarak 5 dakika pişirin. Tavuğu ekleyin ve 5 dakika daha pişirin. Börülceleri ekleyin ve 5 dakika daha pişirin.

b) Stok ekleyin ve kaynatın. Otları ve baharatları ve ardından pirinci ekleyin ve kaynamaya bırakın. Örtün ve pirinç bitene kadar yaklaşık 30 dakika kısık ateşte pişirin.

59. Tavuk, Karides ve Sosis Jambalaya

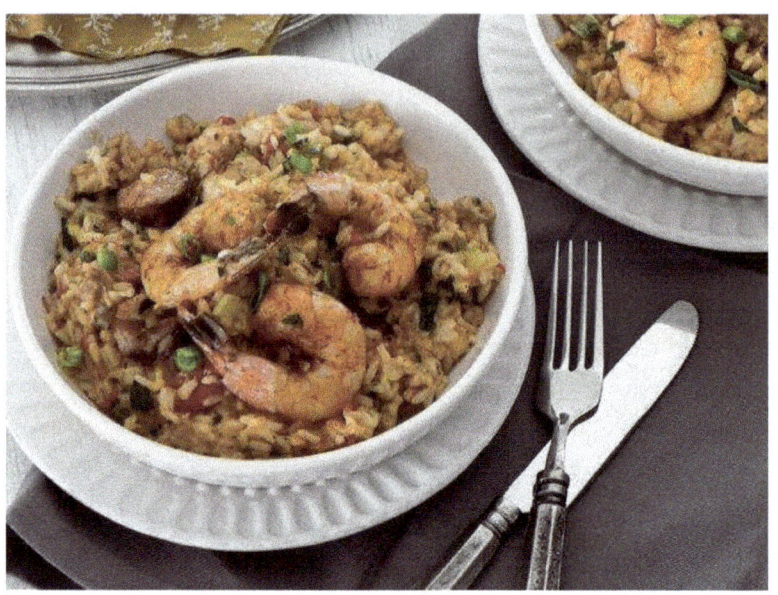

İÇİNDEKİLER:

- 1 tavuk, 10 parçaya bölünmüş, göğsü dörde bölünmüş Tat vermek için tuz, taze çekilmiş karabiber ve Creole baharatı
- 1/4 su bardağı bitkisel yağ
- 1 pound tütsülenmiş sosis, tercihen domuz eti, 1/4-inç kalınlığında yuvarlaklar halinde kesin
- 1 büyük soğan, doğranmış
- 6 adet yeşil soğan, doğranmış, yeşil ve beyaz kısımları ayrılmış
- 1 yeşil dolmalık biber, doğranmış
- 2 kereviz sapı, doğranmış
- 4 diş sarımsak, kıyılmış
- 3 bardak su veya gerektiği kadar fazla
- ½ çay kaşığı tuz
- ½ çay kaşığı taze çekilmiş karabiber
- 1 yemek kaşığı Creole baharatı
- 1 ½ su bardağı uzun taneli beyaz pirinç
- 2 pound karides, soyulmuş ve kabuğu çıkarılmış veya 1 pound orta soyulmuş ve kabuğu çıkarılmış dondurulmuş karides, çözülmüş
- 1/3 su bardağı kıyılmış İtalyan düz yapraklı maydanoz

TALİMATLAR:

a) Tavuk parçalarını durulayın ve kurulayın. Her tarafını tuz, taze çekilmiş karabiber ve Creole çeşnisiyle çeşnilendirin. Yağı büyük, ağır bir tencerede ısıtın. Tavuğu sıcakken her tarafını kızartıp kağıt havlu üzerine çıkarın. Sosisleri kızartıp tencereden alın.

b) Gerekirse, tencerenin dibini kaplayacak kadar fazladan yağ ekleyin. Soğanı, yeşil soğanın beyaz kısımlarını, dolmalık biberi ve kerevizi ekleyip şeffaflaşana kadar soteleyin. Sarımsağı ekleyin ve bir dakika daha soteleyin. Suyu ve baharatları ekleyip yüksek ateşte kaynamaya bırakın. Pirinci ekleyin, örtün ve ısıyı düşük seviyeye indirin. 20 dakika kaynatın. Karidesleri yavaşça karıştırın (bu noktada, tencerenin dibinde hala bir miktar sıvı olmalıdır. Değilse, karides pişerken nem için 1/4 su bardağı su ekleyin), yeşil soğan başlarını ve maydanozu ve kaynamaya bırakın 10 dakika daha veya su emilene kadar. Malzemelerin dağılmaması için hafifçe karıştırın.

c) Yanında sıcak Fransız ekmeği ve salatası ve Louisiana acı sos ile sıcak servis yapın.

60. Kerevit ve Sosis Jambalaya

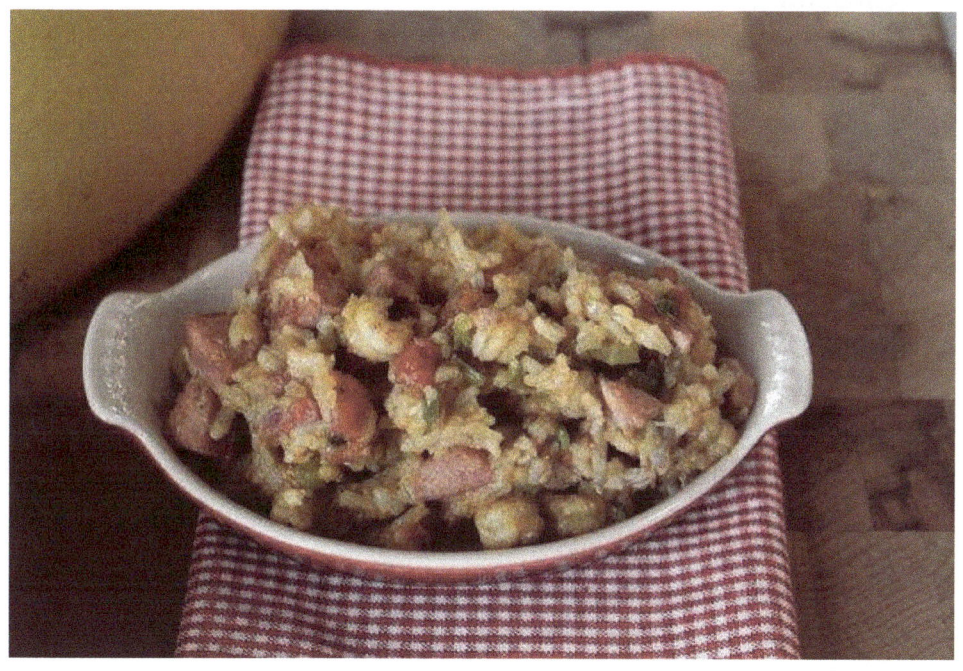

İÇİNDEKİLER:

- 3 yemek kaşığı bitkisel yağ
- 1 orta boy soğan, doğranmış
- 1 demet yeşil soğan, doğranmış, beyaz ve yeşil kısımları ayrılmış
- 1 yeşil dolmalık biber, doğranmış
- 2 kereviz sapı, doğranmış
- 3 diş sarımsak, kıyılmış
- 1 pound tütsülenmiş sosis, 1/4-inç kalınlığında yuvarlaklar halinde kesilmiş
- 1 (14,5 ons) doğranmış domates
- 1 yemek kaşığı domates salçası
- 3 su bardağı deniz ürünleri suyu, tercihen veya tavuk suyu veya su
- ½ çay kaşığı kuru kekik
- 1/4 çay kaşığı Creole baharatı
- ½ çay kaşığı tuz
- ½ çay kaşığı taze çekilmiş karabiber
- 1 çay kaşığı Worcestershire sosu
- 1 ½ su bardağı pirinç
- Yağ ile 1 pound Louisiana kerevit kuyrukları
- 2 yemek kaşığı kıyılmış düz yapraklı maydanoz

TALİMATLAR:

a) Yağı büyük, ağır bir tencerede ısıtın. Soğanı, yeşil soğanın beyaz kısımlarını, dolmalık biberi ve kereviz ekleyip şeffaflaşana kadar soteleyin. Sarımsağı ve salçayı ekleyip birkaç dakika daha soteleyin. Domatesleri, domates salçasını ve suyu ekleyin ve kaynatın. Maydanoz hariç baharatları ekleyin, ısıyı düşürün, kapağını kapatın ve 5 dakika pişirin. Tekrar kaynatın ve pirinci ekleyin. Isıyı tekrar azaltın ve üstü kapalı olarak 10 dakika pişirin. Kerevit ve yeşil soğan üstlerini ekleyin ve sıvı emilene kadar yaklaşık 20 dakika daha pişirin. Ateşten alın ve maydanozla doldurun.

61. Pastalaya

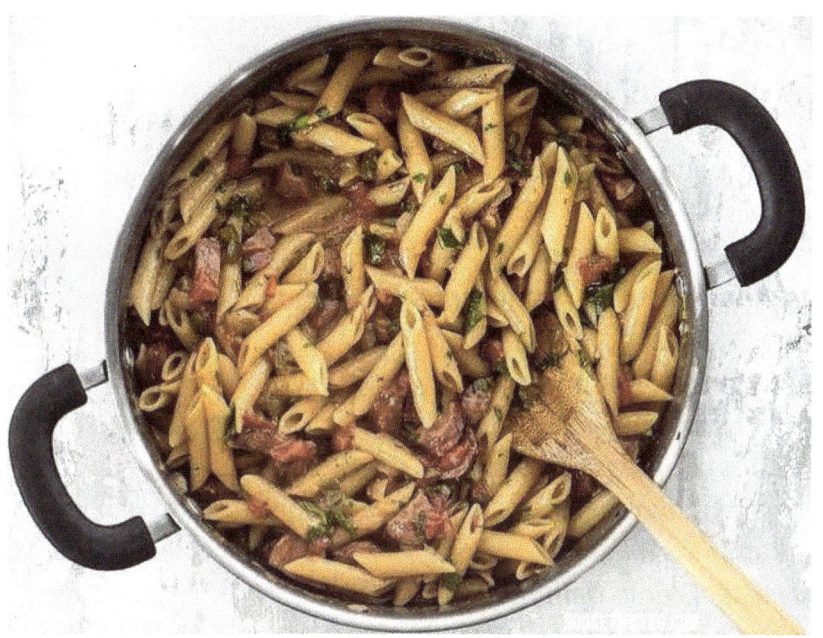

İÇİNDEKİLER:

- 3 yemek kaşığı kanola gibi bitkisel yağ
- ½ pound tütsülenmiş sosis, ½ inç kalınlığında yuvarlaklar halinde kesilmiş
- 2 kemiksiz, derisiz tavuk göğsü, lokma büyüklüğünde küpler halinde kesilmiş
- 1 büyük soğan, doğranmış
- ½ yeşil dolmalık biber, doğranmış
- 2 kereviz sapı, doğranmış
- 6 yeşil soğan, doğranmış
- 3 büyük diş sarımsak, kıyılmış
- 1 (14,5 ons) doğranmış domates
- 3 su bardağı tavuk suyu, ev yapımı veya konserve
- ½ çay kaşığı kuru kekik
- ½ çay kaşığı Creole baharatı
- Tat vermek için tuz ve taze çekilmiş karabiber
- 12 ons spagetti veya diğer makarna

TALİMATLAR:

a) Yağı büyük, ağır bir tencerede ısıtın. Sosisleri yüksek ateşte her iki tarafını da kızartıp ocaktan alın. Tavuk küplerini kahverengileştirin ve tencereden çıkarın. Isıyı orta ateşe düşürün, soğan, dolmalık biber, kereviz ve yeşil soğanı solana kadar soteleyin. Sarımsağı ekleyin ve bir dakika daha soteleyin. Domatesleri ve tavuk suyunu ekleyin ve sosis ve tavuğu tekrar tencereye alın. Kapağı kapalı olarak 15 dakika pişirin.

b) Makarnayı ekleyin ve sıvıya karıştırın. Orta-düşük ateşte, ara sıra karıştırarak, 15 dakika daha veya makarna al dente olana ve sıvının çoğunu emene kadar pişirin, örtün.

62. Yavaş Tencere Jambalaya

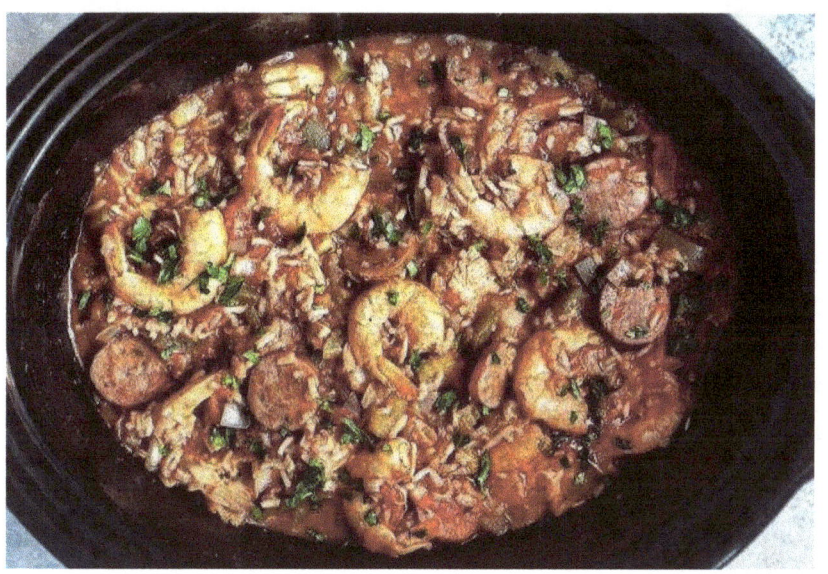

İÇİNDEKİLER:

- 1,5 kilo kemiksiz tavuk budu, durulanır, fazla yağı alınır ve 1 inçlik küpler halinde kesilir
- 3 bağlantı Cajun tütsülenmiş sosis (toplamda yaklaşık 14 ons), 1/4 inç kalınlığında yuvarlaklar halinde kesilmiş
- 1 orta boy soğan, doğranmış
- 1 yeşil dolmalık biber, doğranmış
- 1 kereviz sapı, doğranmış
- 3 diş sarımsak, kıyılmış
- 2 yemek kaşığı domates salçası
- 1 çay kaşığı Creole baharatı
- 1 çay kaşığı tuz
- ½ çay kaşığı taze çekilmiş karabiber
- ½ çay kaşığı Tabasco sosu
- ½ çay kaşığı Worcestershire sosu
- 2 su bardağı tavuk suyu
- 1 ½ su bardağı uzun taneli pirinç
- 2 pound orta boy karides, soyulmuş ve kabuğu çıkarılmış (isteğe bağlı)

TALİMATLAR:

a) Tüm malzemeleri (kullanılıyorsa karides hariç) yavaş bir tencereye koyun. Birlikte karıştırın, örtün ve 5 saat kısık ateşte pişirin.

b) Karides kullanıyorsanız, 5 saatlik pişirmeden sonra hafifçe karıştırın ve 30 dakika ila 1 saat daha veya karides bitene ancak fazla pişmeyene kadar yüksekte pişirin.

63. Kırmızı Fasulye Jambalaya

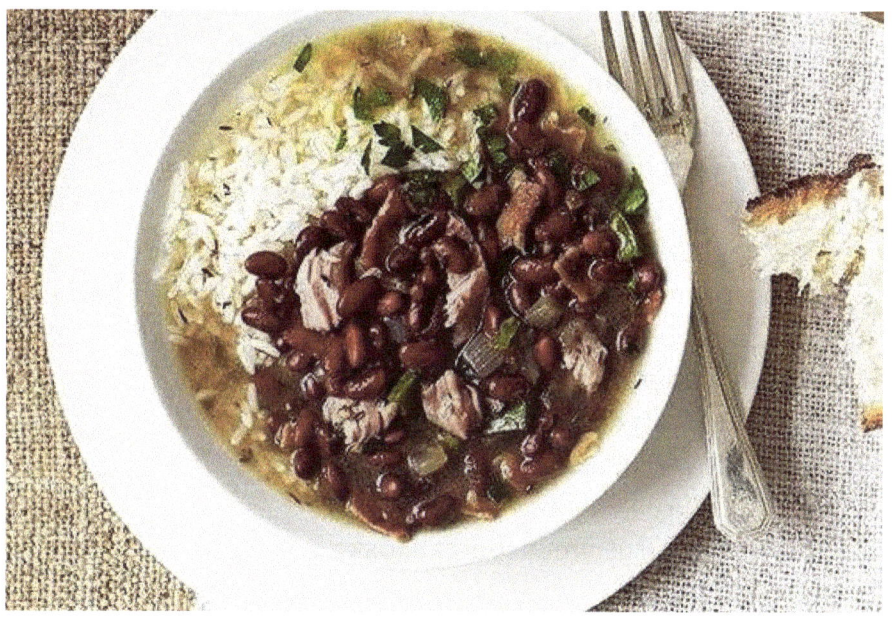

4 porsiyon yapar

İÇİNDEKİLER:

- 1 yemek kaşığı zeytinyağı
- 1 orta boy sarı soğan, doğranmış
- 2 kereviz kaburga, kıyılmış
- 1 orta boy yeşil biber, doğranmış
- 3 diş sarımsak, kıyılmış
- 1 su bardağı uzun taneli pirinç
- 3 bardak pişmiş veya 2 (15,5 ons) kutu koyu kırmızı barbunya fasulyesi
- 1 (14,5 ons) doğranmış domates, süzülmüş olabilir
- (14.5 ons) ezilmiş domates olabilir
- (4 ons) hafif yeşil chiles olabilir, süzülmüş
- 1 çay kaşığı kuru kekik
- 1/2 çay kaşığı kurutulmuş mercanköşk
- 1 çay kaşığı tuz
- Taze çekilmiş karabiber
- 21/2 su bardağı sebze suyu
- Süslemek için 1 yemek kaşığı kıyılmış taze maydanoz
- Tabasco sosu (isteğe bağlı)

TALİMATLAR:

a) Büyük bir tencerede, yağı orta ateşte ısıtın. Soğan, kereviz, dolmalık biber ve sarımsağı ekleyin. Örtün ve yumuşayana kadar yaklaşık 7 dakika pişirin.

b) Tatmak için pirinç, fasulye, doğranmış domates, ezilmiş domates, kırmızı biber, kekik, mercanköşk, tuz ve karabiberi karıştırın. Et suyunu ekleyin, üzerini kapatın ve sebzeler yumuşayana ve pirinç yumuşayana kadar yaklaşık 45 dakika pişirin.

c) Kullanıyorsanız maydanoz ve biraz Tabasco serpin ve servis yapın.

64. Fırında Jambalaya Güveç

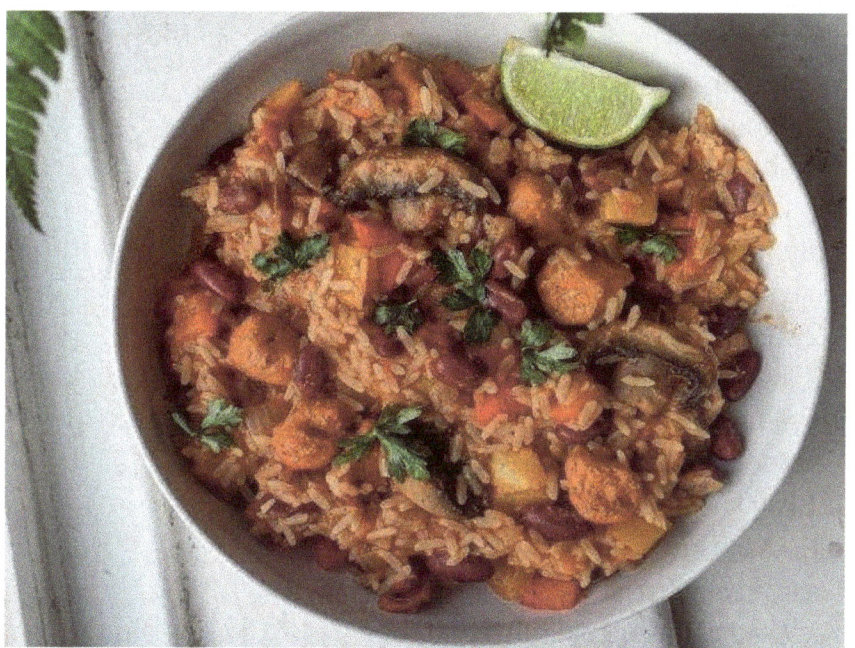

4 porsiyon yapar

İÇİNDEKİLER:

- 10 ons tempeh
- 2 yemek kaşığı zeytinyağı
- 1 orta boy sarı soğan, doğranmış
- 1 orta boy yeşil biber, doğranmış
- 2 diş sarımsak, kıyılmış
- 1 (28 ons) doğranmış domates, süzülmemiş olabilir
- 1/2 su bardağı beyaz pirinç
- 11/2 su bardağı sebze suyu
- 11/2 bardak pişmiş veya 1 (15,5 ons) konserve koyu kırmızı barbunya fasulyesi
- 1 yemek kaşığı kıyılmış taze maydanoz
- 11/2 çay kaşığı Cajun baharatı
- 1 çay kaşığı kuru kekik
- 1/2 çay kaşığı tuz
- 1/4 çay kaşığı taze çekilmiş karabiber

TALİMATLAR:

a) Orta boy bir tencerede kaynayan su ile tempeh'i 30 dakika pişirin. Süzün ve kurulayın. 1/2 inçlik zarlara kesin. Fırını 350 ° F'ye ısıtın.

b) Büyük bir tavada, 1 çorba kaşığı yağı orta ateşte ısıtın. Tempeh ekleyin ve her iki tarafı da kızarana kadar yaklaşık 8 dakika pişirin. Tempeh'i 9 x 13 inçlik bir pişirme kabına aktarın ve bir kenara koyun.

c) Aynı tavada kalan 1 yemek kaşığı yağı orta ateşte ısıtın. Soğan, dolmalık biber ve sarımsağı ekleyin. Örtün ve sebzeler yumuşayana kadar yaklaşık 7 dakika pişirin.

d) Sebze karışımını tempeh ile pişirme kabına ekleyin. Domatesleri sıvıları, pirinç, et suyu, barbunya, maydanoz, Cajun baharatı, kekik, tuz ve karabiberle karıştırın.

e) İyice karıştırın, ardından sıkıca kapatın ve pirinç yumuşayana kadar yaklaşık 1 saat pişirin. Hemen servis yapın.

65. Sosis Jambalaya

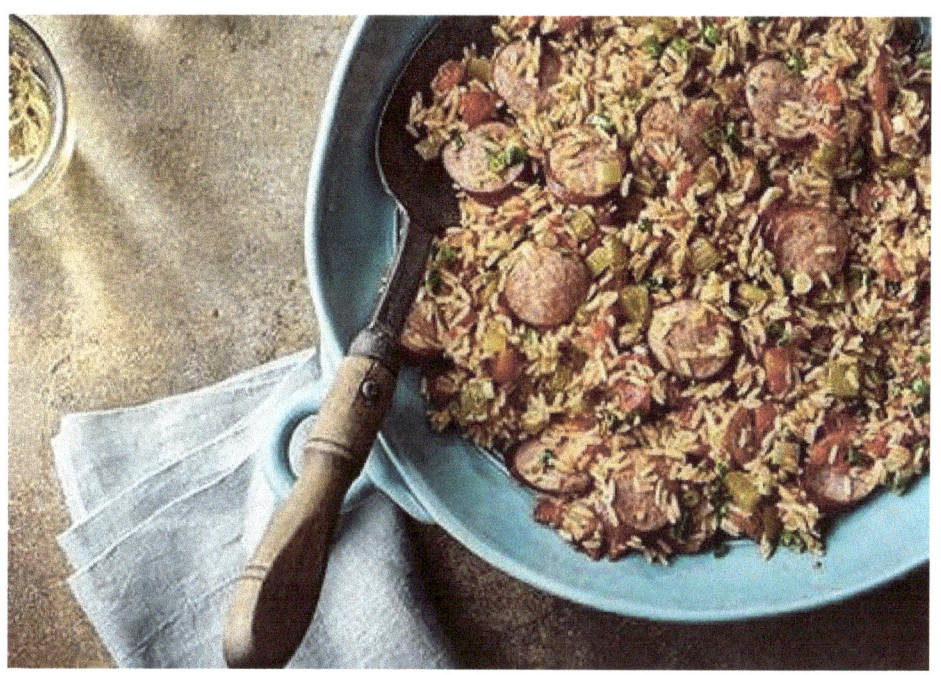

Yapar: 6-8 porsiyon

İÇİNDEKİLER:
- ½ su bardağı tereyağı veya margarin
- 1 büyük soğan, doğranmış
- 1 büyük yeşil dolmalık biber, doğranmış
- ½ su bardağı doğranmış kereviz
- 1 yemek kaşığı kıyılmış sarımsak
- 1 pound tamamen pişmiş tütsülenmiş sosis bağlantıları, dilimlenmiş
- 3 su bardağı tavuk suyu
- 2 su bardağı pişmemiş beyaz pirinç
- 1 su bardağı doğranmış domates
- ½ su bardağı kıyılmış yeşil soğan
- 1-½ yemek kaşığı maydanoz
- 1 yemek kaşığı Worcestershire sosu
- 1 yemek kaşığı Tabasco sosu

TALİMATLAR:
a) Fırını 375 dereceye ısıtın.

b) Bir tavada tereyağını eritin. Soğan, dolmalık biber, kereviz ve sarımsağı yumuşayana kadar tereyağında soteleyin.

c) Büyük bir kapta sosis, et suyu, pirinç, domates, yeşil soğan, maydanoz, Worcestershire sosu ve Tabasco sosu birleştirin. Sotelenmiş sebzeleri sosis karışımına karıştırın.

d) Yağlanmış 9x13 inçlik bir tavaya yayın.

e) Örtün ve 20 dakika pişirin. Karıştırın, örtün ve 20 dakika daha pişirin.

f) Karıştırın, örtün ve son 5-10 dakika veya pirinç pişene kadar pişirin.

66. Sosisli Tavuk Jambalaya

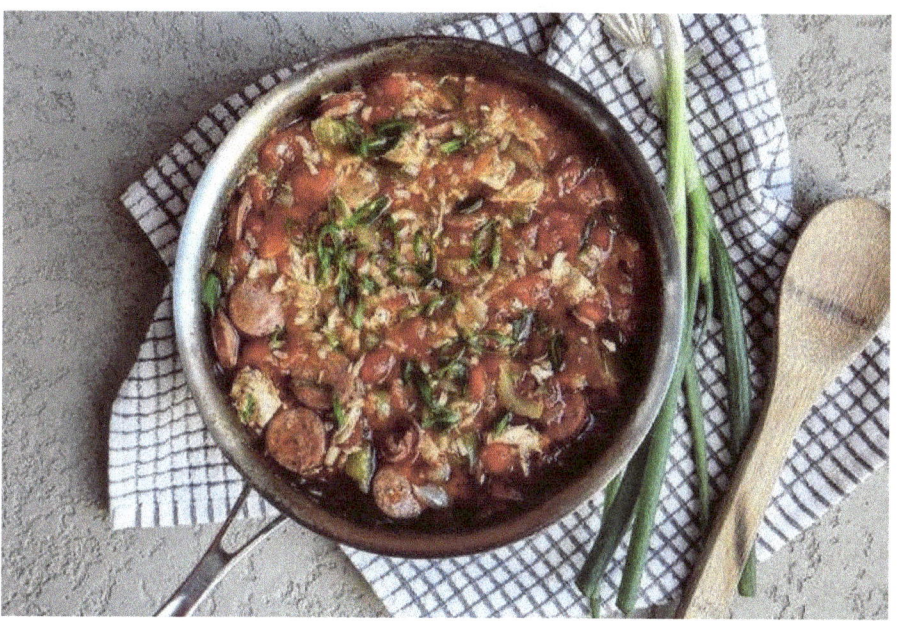

1 litre yapar

- 1 yemek kaşığı zeytinyağı
- 3 ila 4 pound (1,4 ila 1,8 kg) kemiksiz, derisiz tavuk uylukları ve göğüsleri, lokma büyüklüğünde parçalar halinde kesilmiş
- 2 su bardağı tütsülenmiş sosis, parçalar halinde kesilmiş
- 2 bardak doğranmış soğan
- 2 su bardağı kıyılmış dolmalık biber
- 2 kaburga kereviz, doğranmış
- 6 diş sarımsak, kıyılmış
- 2 yemek kaşığı füme kırmızı biber
- 2 yemek kaşığı kuru kekik
- Acı biber, tatmak
- 2 yemek kaşığı Cajun baharat karışımı
- 6 su bardağı soyulmuş domates suyu ile bölünmüş
- ¼ çay kaşığı acı biber sosu
- 4 su bardağı tavuk suyu
- 4 su bardağı su
- Tatmak için biber ve tuz

a) Büyük bir tencerede zeytinyağını ısıtın ve ilk 6 MALZEMELERİ hafifçe kızartın:.

b) Küçük bir kasede kırmızı biber, tuz, karabiber, kekik, kırmızı biber ve Cajun baharat karışımını karıştırın.

c) Sebze ve et karışımını baharat karışımıyla serpin, ardından domatesleri ve acı sosu ekleyin ve birleştirmek için iyice karıştırın.

d) Malzemeleri sterilize edilmiş kuart kavanozlara koyun ve yarıya kadar doldurmayın.

e) Bu arada, et suyu, domates suyu ve suyu tencereye koyun ve kaynatın, tencerenin altını temizleyin.

f) Her kavanoza 2 bardak sıcak sıvı koyun ve 1 inç boşluk bırakın. Gerekirse su ilave edebilirsiniz.

g) Kavanozları kapatın ve yüksekliğe göre ayarlayarak 10 PSI'da 90 dakika basınçlı bir teneke kutuda işleyin.

67. Jambalaya - Lahana Dolması

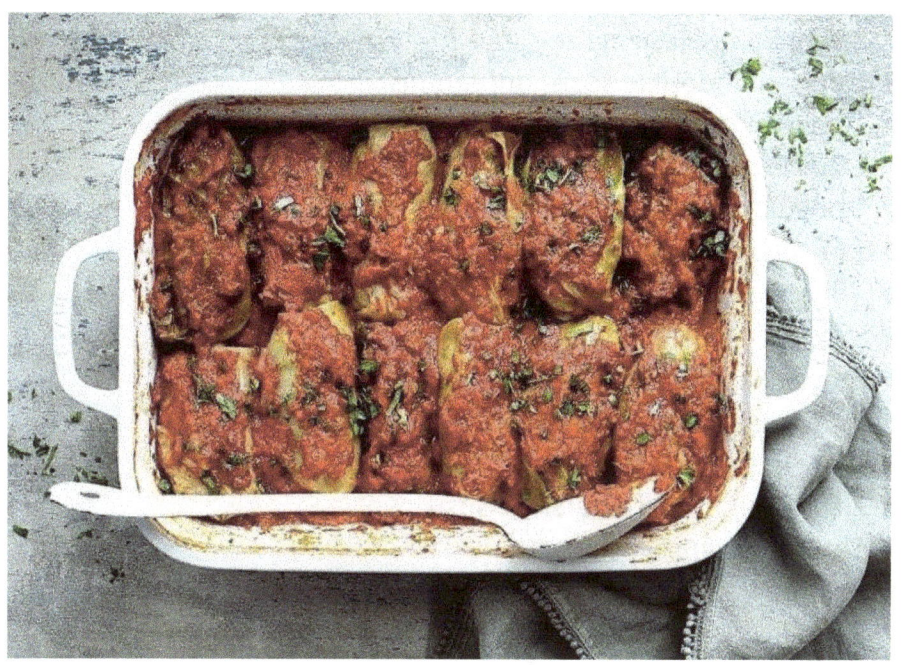

Yapar: 6 İLA 8 SERVİS

İÇİNDEKİLER:
- 2 yemek kaşığı sızma zeytinyağı
- 1 pound andouille sosis, doğranmış
- 1 büyük kırmızı dolmalık biber, doğranmış
- 1 büyük yeşil dolmalık biber, doğranmış
- 1 büyük kırmızı soğan, doğranmış
- 1 (14,5 ons) doğranmış domates, süzülmemiş olabilir
- 2 yemek kaşığı domates salçası
- 5 diş sarımsak, kıyılmış
- 2½ çay kaşığı Cajun baharatı, bölünmüş
- 2 çay kaşığı kuru kekik
- 2 çay kaşığı kırmızı biber
- 2 çay kaşığı Worcestershire sosu
- 1½ çay kaşığı kereviz tuzu
- 3 defne yaprağı
- 6 bardak sebze suyu, bölünmüş
- 1½ su bardağı pişmemiş beyaz pirinç
- 1 pound orta çiğ karides, soyulmuş ve kabuğu çıkarılmış
- 1 büyük baş lahana, yaprakları tek tek çıkarılmış
- Yağlamak için bitkisel yağ
- 1 su bardağı konserve domates sosu
- Kaşar tuzu ve karabiber, tatmak için

TALİMATLAR:
a) Orta ateşte büyük bir tencerede yağı gezdirin. Yağ kızdıktan sonra salçayı atın ve kızarana kadar pişirin. Sosisleri tencereden çıkarın ve bir kenara koyun.

b) Ardından biberleri ve soğanları ekleyin. Güzel ve yumuşayana kadar pişirin, ardından domatesleri (suyuyla birlikte), salçayı ve sarımsağı ekleyin. İyice karıştırın. 2 çay kaşığı Cajun baharatı, kekik, kırmızı biber, Worcestershire sosu, kereviz tuzu, defne yaprağı ve 3 su bardağı sebze suyu ekleyin. Malzemeleri karıştırın, ardından pişmemiş pirinçle birlikte sosisi tekrar tencereye ekleyin. Tekrar karıştırın ve 25 ila 30 dakika veya sıvı emilene kadar pişirin. Ardından karidesleri ekleyin, karıştırın ve ocaktan alın. Kenara ayarlayın.

c) Orta ateşte ayrı bir tencereye lahana yapraklarını ve kalan 3 su bardağı sebze suyunu ekleyin. Lahana yumuşayana kadar pişirin, ardından süzün ve soğutun.

d) Bir fırın tepsisini hafifçe yağlayın. Her lahana yaprağına yaklaşık ¼ fincan jambalaya sarın ve ruloları fırın tepsisine yerleştirin. Kenara ayarlayın.

e) Küçük bir kapta domates sosu, kalan ½ çay kaşığı Cajun çeşnisi, tuz ve karabiberi birleştirin. İyice birleştirilene kadar karıştırın.

f) Domates sosunu lahana rulolarının üzerine dökün, ardından fırın tepsisini alüminyum folyo ile kapatın ve fırında 25 ila 30 dakika pişirin. Fırından çıkarın ve servis yapmadan önce soğumaya bırakın.

68. Kinoa reçeli

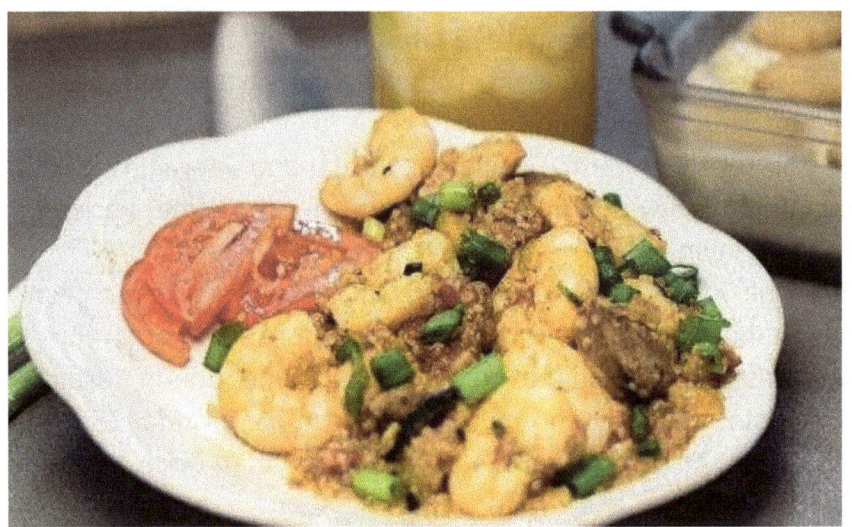

Yapar: 6 Porsiyon

İÇİNDEKİLER:

- 1 yemek kaşığı Acı Biber Susam Yağı
- 1 yemek kaşığı tam buğday unu
- 1 orta boy Soğan; doğranmış
- 1 diş sarımsak; kıyılmış
- 28 ons Ezilmiş Domates
- 1 defne yaprağı
- ½ yemek kaşığı Kuru kekik
- ¾ çay kaşığı Lima deniz tuzu
- 1 su bardağı Eden Kinoa; durulanmış
- 1 adet yeşil biber; doğranmış
- ½ su bardağı Maydanoz, kıyılmış
- 1 su bardağı Kereviz; kıyılmış
- 2 adet yeşil soğan; ince dilimlenmiş

TALİMATLAR:

a) Ağır bir tencerede yağı ısıtın. Unu ekleyin ve hoş kokulu bir aroma çıkana kadar karıştırın (3 dakika). Soğan, sarımsak, domates, defne yaprağı, kekik ve tuzu ekleyin. Karıştırın ve pişirin, 10 dakika boyunca örtün.

b) Stoka su ekleyin. Kaynatın. Kinoa, yeşil biber, maydanoz, kereviz ve yeşil soğanı ekleyin. Örtün ve 3-5 dakika daha pişirin.

c) Isıyı kapatın ve 10 dakika boyunca örtün. Biber ekleyin. İyice karıştırın. Sert.

69. timsah jambalaya

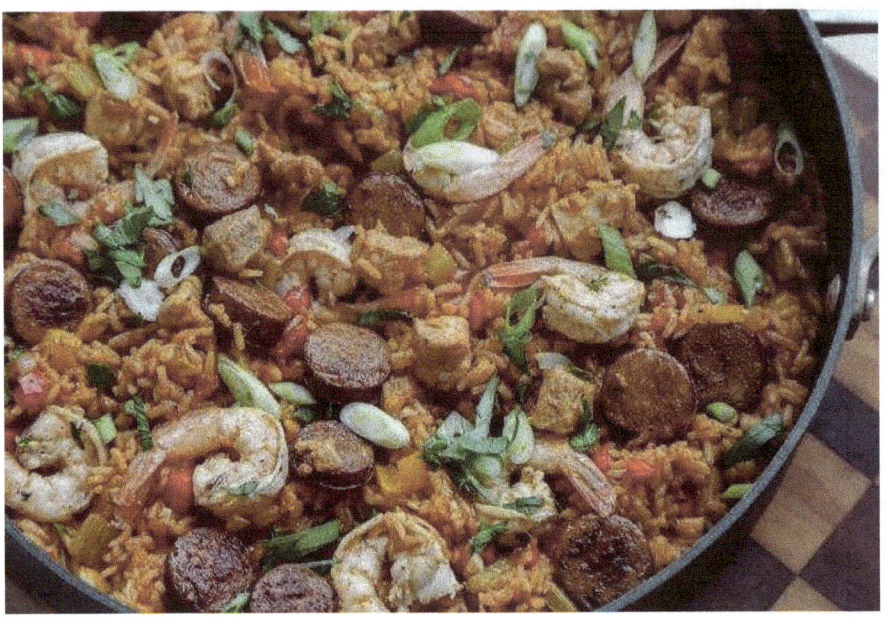

Yapar: 256 inç bağlantılar

İÇİNDEKİLER:

- 1 pound Marine edilmiş küçük parçalar halinde kesilmiş timsah filetosu
- 1 pound Sıcak sosis (İtalyan) parçalar halinde kesilmiş
- 3 yemek kaşığı Yağ
- ⅔ bardak doğranmış dolmalık biber
- 2 diş ezilmiş sarımsak
- ¾ bardak Maydanoz
- 1 su bardağı kıyılmış taze maydanoz
- 1 su bardağı kıyılmış kereviz
- 2 kutu Domates (her biri 16 oz)
- 2 su bardağı tavuk suyu
- 1 su bardağı Yeşil soğan
- 2 çay kaşığı Kekik
- 2 çizgi Kırmızı acı sos (isteğe bağlı)
- Cajun baharatları
- tatmak için tuz
- 2 su bardağı çiğ beyaz pirinç

a) Dolmalık biber, sarımsak, maydanoz ve kerevizi soteleyin. Bu pişerken ocakta ve fırında pişebilecek bir tencereye domatesleri & sıvıyağlarını, tavuk suyunu & yeşil soğanı ekleyin (Corning kabı)

b) Baharatları, sotelenmiş sebzeleri çiğ pirinci, sosisi ve timsah fileto parçalarını ekleyin.

c) Orta-yüksek ateşte suyunu çekene kadar pişirin ve daha sonra üzeri kapalı fırında 25 dakika pişirin.

70. Bayou boeuf jambalaya

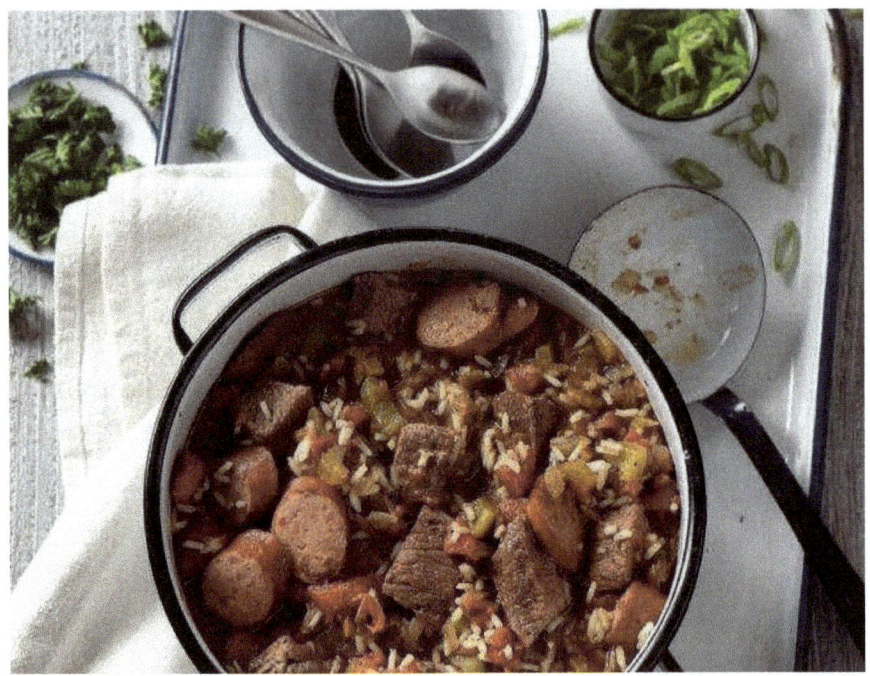

Yapar: 6 porsiyon

İÇİNDEKİLER:
1 yemek kaşığı Kısaltma
¼ pound Kosher salamı, küp doğranmış
1 dal kekik
1 Soğan, dilimlenmiş
Tatmak için Tuz ve Biber
2 su bardağı Domates
1 su bardağı pişmemiş uzun taneli pirinç
1 yemek kaşığı Un
¼ fincan Yeşil biber, kıyılmış
1 defne yaprağı
1 tutam maydanoz, kıyılmış
1 diş sarımsak, kıyılmış
1 pound Kosher tütsülenmiş sosis.
1¼ bardak Domates suyu

Orta ateşte ağır tencerede katı yağı eritin. Un, salam ve yeşil biberi karıştırın. Sürekli karıştırarak 5 dakika pişirin.

Pirinç hariç kalan malzemeleri ekleyin. Kaynatın. Sıvıya pirinç ekleyin. Örtün ve 40 dakika pişirin. tüm sıvı emilene kadar.

71. Börülce ve sosis jambalaya

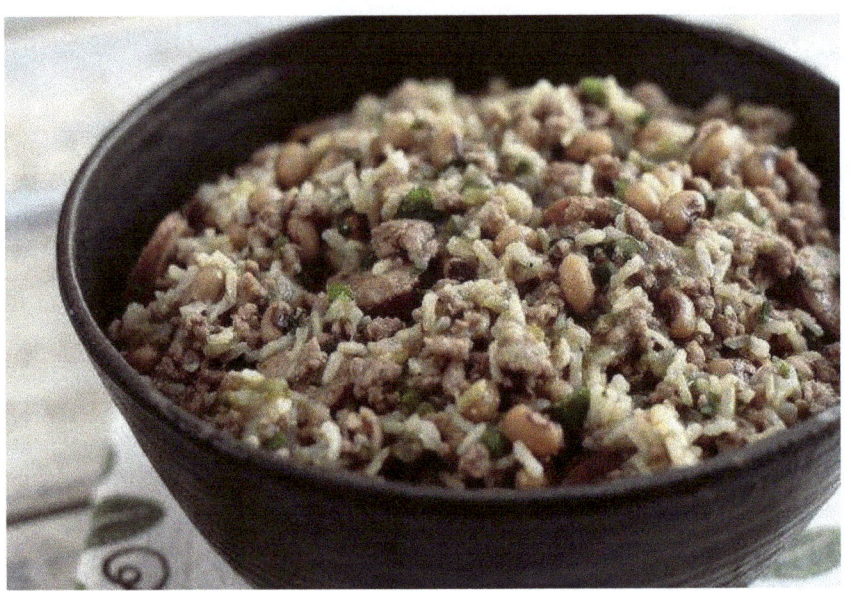

Yapar: 25 Porsiyon

İÇİNDEKİLER:
2 pound Beyaz soğan; kıyılmış
2 demet Yeşil soğan; kıyılmış
1 büyük yeşil dolmalık biber; kıyılmış
5 diş sarımsak; kıyılmış
1 su bardağı Maydanoz; kıyılmış
3 pound Tuzlu et*
3 pound Tütsülenmiş acı sosis
3 pound pişmemiş pirinç
12 bardak) su

*bir kez kaynatılır, küçük parçalar halinde kesilir Sosis kızartılır ve lokmalık parçalar halinde kesilir. Soğan, biber, sarımsak ve maydanozu soteleyin. Yumuşayana kadar pişirin. Tuzlu et, sosis, börülce ve pirinci ekleyin.

Tatmak için mevsim. 12 su bardağı su ekleyin. kaynatın; iyice karıştırın ve sıkıca kapatın. En kısık ateşte 45 dakika pişirin. Bu süre zarfında kapağı çıkarmayın. Servis yapmadan önce 5 ila 10 dakika kapağı çıkarın.

72. Kırık karides jambalaya

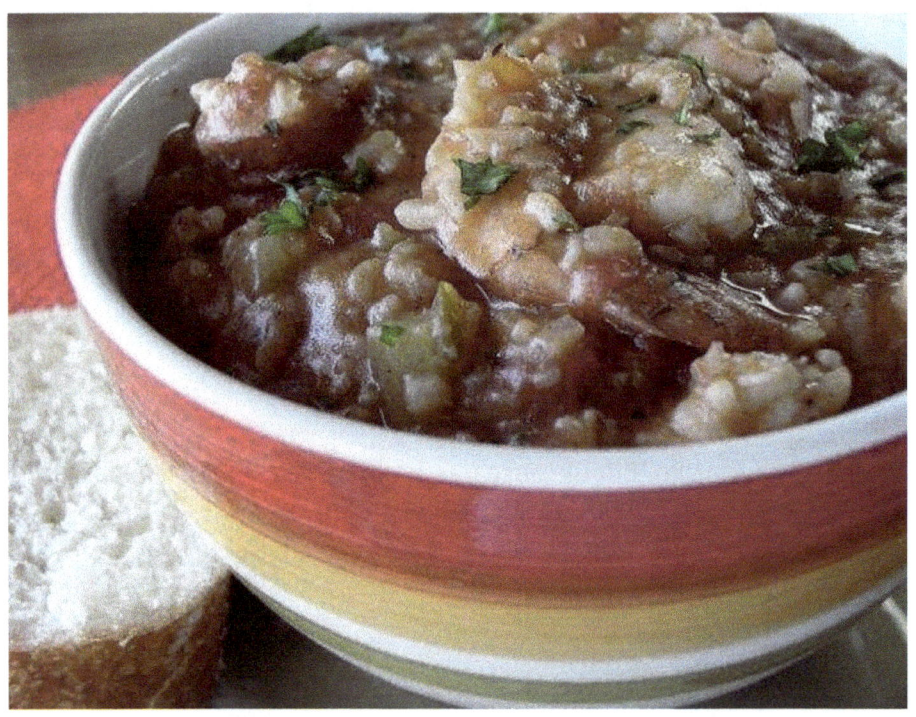

Yapar: 6 porsiyon

İÇİNDEKİLER:
1½ pound Kırık karides (pişmiş)
1 su bardağı yer fıstığı yağı
4 adet Soğan, doğranmış
5 diş sarımsak
2 adet Demet arpacık soğanı
1 adet dolmalık biber, doğranmış
2 çay kaşığı kırmızı biber
1 x Kırmızı, siyah, beyaz biber
1 Adet Tuz
¼ pound Tütsülenmiş sosis 3 c Ri
5 su bardağı Su

Yağı kızdırın, soğanı, sarımsağı, arpacık soğanı, dolmalık biberi, tütsülenmiş sucuğu, kırmızı biberi, tuzu ve biberleri ekleyip iyice soteleyin. Karides parçaları, pirinç ve suyu ekleyin. Kaynatın, örtün ve çok düşük ısıda 20 ila 25 dakika buharlayın. Çatalla karıştırın ve kapağı değiştirin.

73. Jambalaya irmikli Boudin

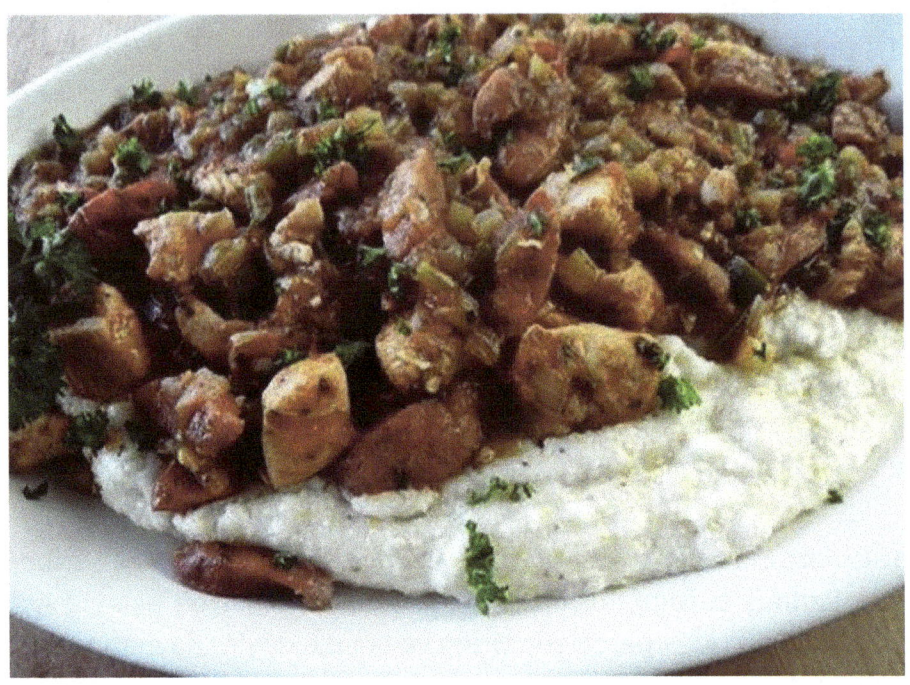

Yapar: 4 porsiyon

- **İÇİNDEKİLER:**
- 2 pound taze boudin sosis bağlantıları
- 1 su; örtmek
- 1 tuz; ihyaç olduğu gibi
- 1 yemek kaşığı zeytinyağı
- 1 su bardağı kıyılmış sarı soğan
- ½ su bardağı doğranmış yeşil biber
- ½ su bardağı kıyılmış kereviz
- 1 tuz; tatmak
- 1 taze çekilmiş karabiber; tatmak
- 1 yemek kaşığı kıyılmış sarımsak
- ½ su bardağı soyulmuş; tohumlanmış, kıyılmış taze tom
- 4 ons tavuk; küçük doğranmış
- 1 emeril özü
- 4 ons andouille veya tütsülenmiş sosis; küçük doğranmış
- 4 ons jambon; küçük doğranmış
- 5 bardak süt
- 1 su bardağı dana eti azaltma
- 2 bardak irmik
- 1 su bardağı rendelenmiş beyaz peynir; (115 gram)
- ¼ bardak doğranmış yeşil soğan

Büyük bir tencereye tuzlu su kaynatın. Boudin sosisini ekleyin ve 4 ila 5 dakika veya sosisler sertleşene kadar haşlayın.

Süzün ve bir kenara koyun. Orta boy bir tencerede zeytinyağını ısıtın. Soğan, biber ve kereviz ekleyin. Tuz ve karabiber serpin. 2 ila 3 dakika veya solana kadar sote edin. Sarımsak ve domatesleri ekleyin.

Tuz ve karabiber serpin. 2 dakika soteleyin. Tavuğu Emeril's Essence ile baharatlayın. Tavuğu ekleyin ve sürekli karıştırarak 2 dakika soteleyin. Sosis ve jambonu ekleyin ve 2 dakika pişirmeye devam edin. Süt ve dana eti redüksiyonunu ekleyin ve sıvıyı kaynatın. Bir kaynamaya azaltın ve irmik karıştırın. 30 saniye karıştırın, ardından peyniri ekleyin ve peynir eriyene kadar karıştırın. Açıkta, 4 ila 5 dakika veya irmik yumuşayana ve kremsi olana kadar pişirin. Yeşil soğanları karıştırın. Bir sote tavasında kalan yağı kızdırın. Boudin sosisini her iki tarafta 2 dakika kızartın. Servis yapmak için, irmikleri her bir plakanın ortasına koyun. İrmiklerin üzerine iki halka sosis koyun. Sosu sosisin üzerine gezdirip servis yapın.

74. Cajun kerevit jambalaya

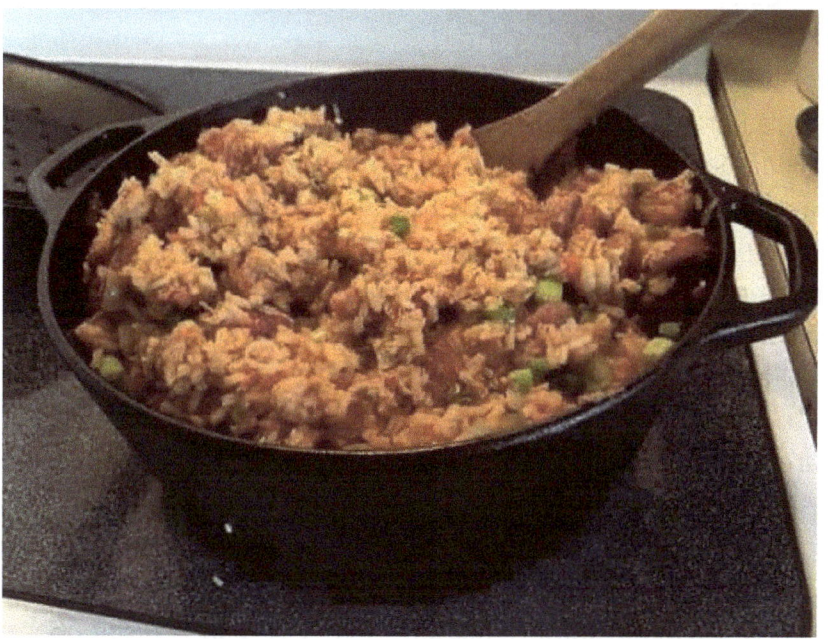

Yapar: 1 Porsiyon

İÇİNDEKİLER:
¼ pound Tereyağı veya margarin
½ su bardağı Dolmalık biber - doğranmış
40 mililitre Sarımsak -- kıyılmış
1 su bardağı Soğan - doğranmış
½ su bardağı Kereviz - doğranmış
kerevit yağı
1 pound Kerevit kuyrukları
1 su bardağı yeşil soğan - doğranmış
2 yemek kaşığı Maydanoz - kıyılmış
kırmızı biber
4 su bardağı Haşlanmış pirinç

Biber, sarımsak, soğan ve kerevizi margarinde soteleyin. Lezzet için biraz kerevit yağı ekleyin. Kısık ateşte yaklaşık 30 dakika pişirin. Kerevit kuyruklarını, yeşil soğanı, 2 yemek kaşığı kıyılmış maydanozu, tuzu, karabiberi, acı biberi ve 4 c. pişmiş pirinç. Bazen küçük bir kutu sap ve parça mantar ekliyorum. Bu buharı yaklaşık 5-10 dakika bekletin. Çok kuru ise biraz margarin veya su ekleyin.

75. Sağlıklı New orleans jambalaya

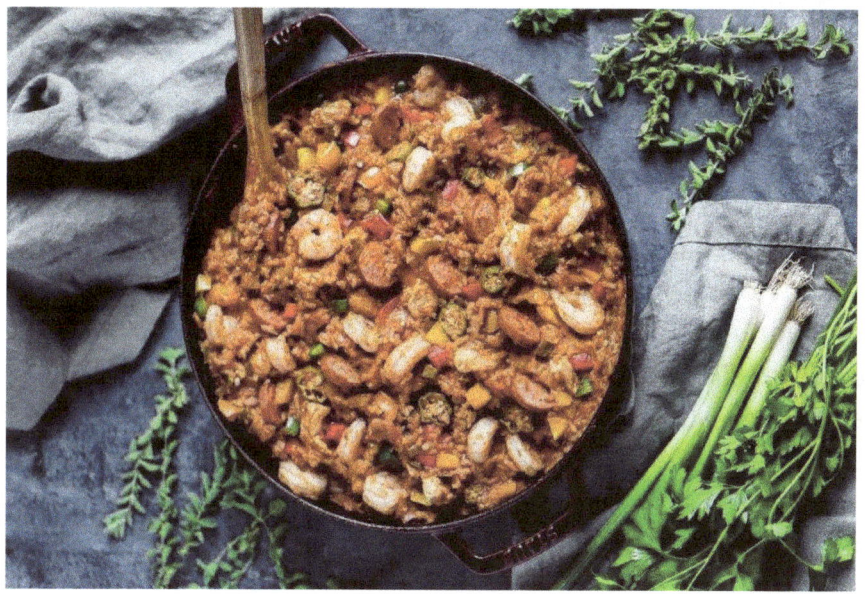

Yapar: 25 Porsiyon

İÇİNDEKİLER:
2 ons Kanola yağı
2 Büyük soğan, doğranmış
2 sap kereviz, doğranmış
2 dolmalık biber, doğranmış
3 Diş sarımsak, kıyılmış
½ pound hindi jambonu, kuşbaşı
5 adet tavuk göğsü, şeritler halinde
32 ons Dönüştürülmüş pirinç (Ben Amca)
6 su bardağı Düşük sodyumlu tavuk suyu
2 yemek kaşığı Kekik
1 çay kaşığı toz defne yaprağı
4 litrelik çok ağır bir tencerede, orta ateşte, trinity ve sarımsağı yumuşayana kadar yağda soteleyin.

Jambon, tavuk, pirinç ekleyin. Pirinç hafifçe kızarana kadar sık sık karıştırarak pişirmeye devam edin.

Stok ekleyin, kaynatın. Kaynamaya bırakın ve sıkıca kapatın ve 30 dakika pişirin.

Kapağı çıkarın, kekik ve defne ekleyin. 15 dakika pişirmeye devam edin, ara sıra pirinci kabartmak için fırlatın.

Tatmak için acı sos ile tatlandırın.

76. kuskus jambalaya

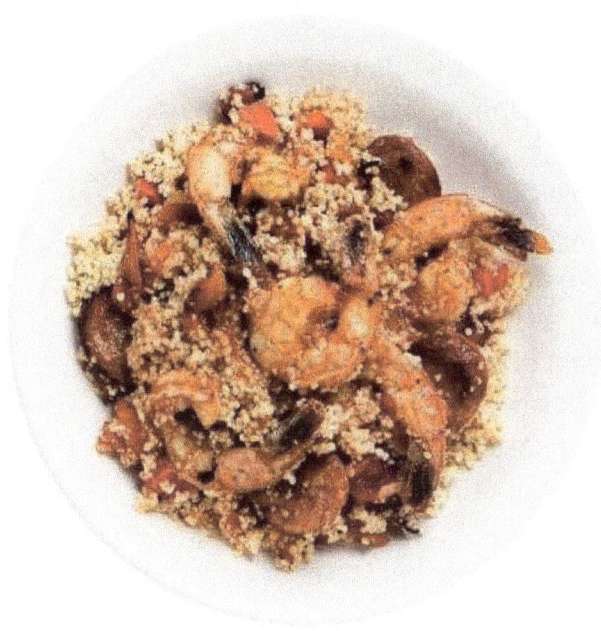

Yapar: 2 porsiyon

İÇİNDEKİLER:
- 1 yemek kaşığı bitkisel yağ
- ¼ fincan kıyılmış kereviz
- ¼ fincan kıyılmış yeşil biber
- ¼ bardak doğranmış soğan
- 2 yemek kaşığı kıyılmış sarımsak
- ½ su bardağı doğranmış tavuk
- ½ su bardağı kıyılmış andouille sosis
- 1 su bardağı tavuk suyu
- 12 karides; soyulmuş ve doğranmış
- ½ su bardağı doğranmış domates
- 1 batma patlaması
- 1 worcester sosu; tatmak
- 1 tabasko sosu; tatmak
- 1 tuz; tatmak
- 1 taze çekilmiş karabiber; tatmak
- 1 su bardağı kuskus
- 1 doğranmış taze soğan; Garnitür için

Yağı orta boy bir çorba tenceresinde ısıtın, doğranmış sebzeleri ekleyin ve yumuşayana kadar 5 dakika soteleyin. Sarımsak, tavuk ve sosis ekleyin; sık sık karıştırarak 5 dakika pişirin. Stok ekleyin ve kaynatın. Tatmak için karides, domates ve baharat ekleyin; 3 dakika pişirin. Kuskusta karıştırın, örtün ve ocaktan alın; kuskus yumuşayana ve tüm sıvıyı emene kadar 15 dakika bekletin. Bir çatalla kuskus kabartın. Gerekirse tadın, çeşnileri ayarlayın ve kısaca yeniden ısıtın. Frenk soğanı ile süsleyerek servis yapın.

LAGNIAPPE

77. Lagniappe

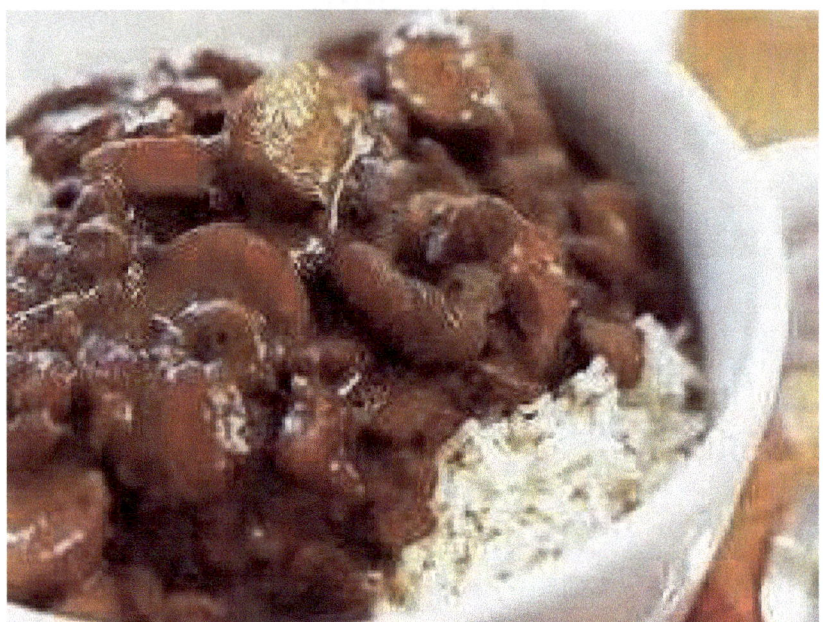

İÇİNDEKİLER:

- 2 pound kemiksiz, kesilmiş timsah, 1 inçlik parçalar halinde kesilmiş
- Tat vermek için tuz ve taze çekilmiş karabiber
- 2 yemek kaşığı artı ½ fincan bitkisel yağ, bölünmüş
- 3/4 su bardağı çok amaçlı un
- 1 büyük soğan, doğranmış
- 1 demet yeşil soğan, doğranmış, beyaz ve yeşil kısımları ayrılmış
- 1 yeşil dolmalık biber, doğranmış
- 2 kereviz sapı, doğranmış
- 4 diş sarımsak, kıyılmış
- Mevsiminde 2 büyük taze domates, soyulmuş ve doğranmış veya 1 (14 ons) kutu doğranmış erik domates
- 1 (10 ons) kutu orijinal Ro-tel domates
- 1 limon suyu
- 2 yemek kaşığı Worcestershire sosu
- 1 çay kaşığı tuz
- ½ çay kaşığı taze çekilmiş karabiber
- 1/4 çay kaşığı acı biber
- 2 defne yaprağı
- 2 su bardağı et suyu
- 1/3 su bardağı kıyılmış düz yapraklı maydanoz
- Servis için pişmiş uzun taneli beyaz pirinç

TALİMATLAR:

a) Timsahı tuz ve karabiberle tatlandırın. 2 yemek kaşığı yağı büyük bir tavada ısıtın, timsah parçalarını ekleyin ve her tarafını kızartın. Et kahverengileşmeyecek. Timsahı çıkarın ve bir kenara koyun. Tavayı daha sonra cilalamak için saklayın.

b) Kalan yağı büyük, ağır bir tencerede orta-yüksek ateşte ısıtın; unu ekleyin ve meyane kahverengileşene kadar sürekli karıştırın. Isıyı orta seviyeye düşürün ve meyane kırmızımsı kahverengi bir renge dönene kadar sürekli karıştırarak pişirin. Hemen soğanı, yeşil soğanın beyaz kısımlarını, dolmalık biberleri ve kerevizi ekleyin ve orta-kısık ateşte yarı saydam olana kadar soteleyin. Sarımsağı ekleyin ve bir dakika daha soteleyin. Timsahı tencereye geri koyun.

c) Bu arada, soğuması için tavadaki stoktan biraz yüksek ateşte ısıtın. Tencerenin dibindeki kahverengi parçaları kazıdığınızdan emin olarak sıvıyı karıştırın ve bunu tencereye ekleyin.

d) Maydanoz hariç diğer malzemeleri tencereye ekleyin. Örtün ve ara sıra karıştırarak, et yumuşayana kadar yaklaşık 30 dakika kısık ateşte pişirin. Baharatları ayarlayın, yeşil soğan başlarını ve maydanozu ekleyin ve defne yapraklarını çıkarın. Sıcak pilavın üzerine servis yapın.

78. calas

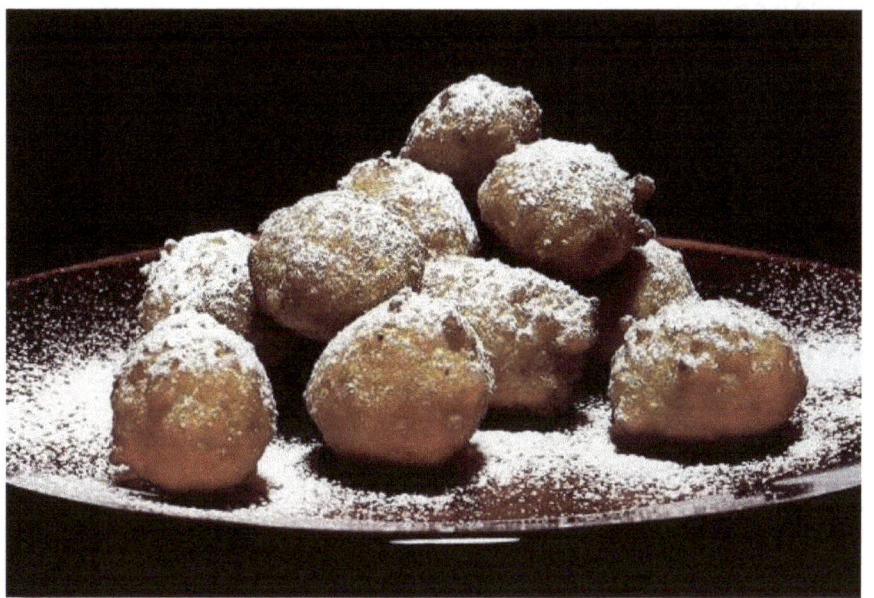

İÇİNDEKİLER:

- ½ bardak çok amaçlı un
- 2 ½ çay kaşığı kabartma tozu
- 1/3 su bardağı şeker
- ½ çay kaşığı tuz
- ½ çay kaşığı taze rendelenmiş hindistan cevizi
- 3 yumurta
- 1 çay kaşığı vanilya
- 2 su bardağı pişmiş uzun taneli beyaz pirinç
- Derin kızartma için bitkisel yağ
- Üzerine serpmek için pudra şekeri

TALİMATLAR:

a) Büyük bir kapta un, kabartma tozu, şeker, tuz ve hindistan cevizini birlikte çırpın. Yumurtaları ve vanilyayı ekleyin ve iyice karıştırın. Pirinci karıştırın.

b) Büyük bir kızartma tavasında veya fritözde yağı 360°'ye ısıtın. Karışımı çay kaşığı dolusu parçalar halinde sıcak yağa dikkatlice dökün. Hamuru sık sık çevirerek kızarana kadar kızartın ve kağıt havluların üzerine alın.

c) Üzerine pudra şekeri serpip sıcak servis yapın.

79. Mısır Maque Choux

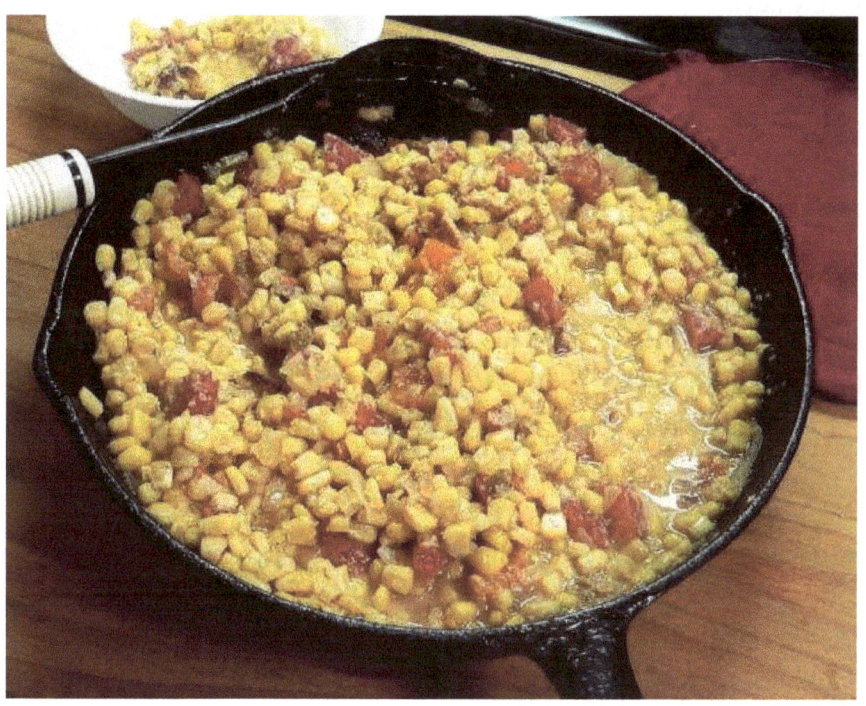

İÇİNDEKİLER:

- 6-8 kulak sarı mısır
- 2 yemek kaşığı tereyağı
- 1 yeşil dolmalık biber, doğranmış
- 1 orta boy soğan, doğranmış
- 1 büyük domates, doğranmış
- 2 diş sarımsak, kıyılmış
- 3/4 su bardağı su
- Bir tutam acı biber
- 1 çay kaşığı şeker
- Tat vermek için tuz ve taze çekilmiş karabiber

TALİMATLAR:

a) Durulayın ve ipeğin mısırlarını temizleyin. Geniş bir kase üzerinde çok keskin bir bıçak kullanarak çekirdekleri yarıya kadar kesin. Çekirdeklerin kalan kısmından suyu sıyırmak için bir sofra bıçağı kullanın. Kenara koyun.

b) Büyük, ağır bir tavada veya orta boy bir tencerede tereyağını ısıtın ve dolmalık biberi ve soğanı yarı saydam olana kadar soteleyin. Domates ve sarımsağı ekleyip orta ateşte 5 dakika pişirin. Su, mısır, acı biber ve şekeri ekleyin ve tuz ve karabiber ekleyin. Bir kaynamaya getirin, ısıyı düşük seviyeye indirin, örtün ve mısır bitene kadar yaklaşık 30 dakika pişirin. Baharatları tadın ve ayarlayın.

80. Mısır ve Karides Çorbası

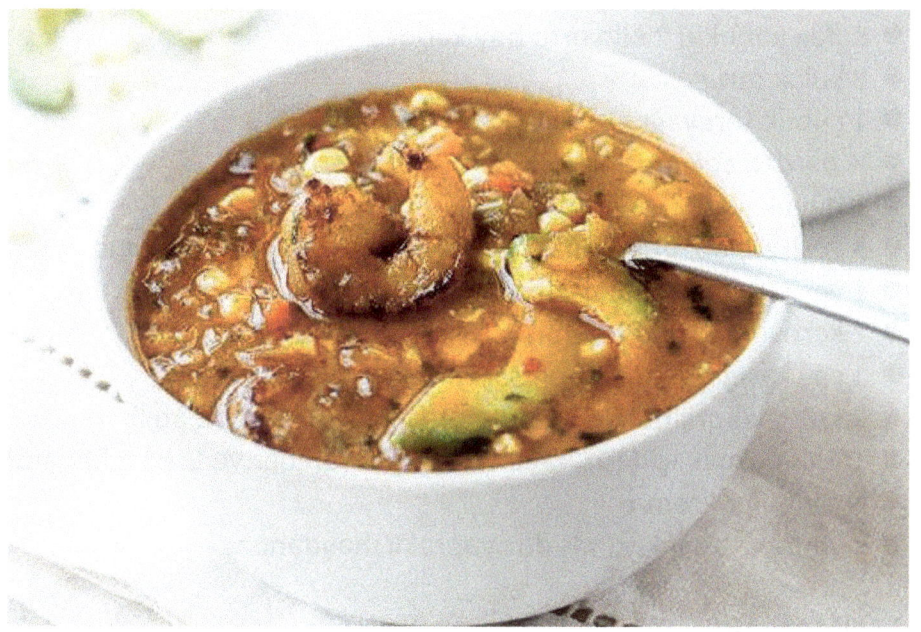

İÇİNDEKİLER:

- Kafalı kabuklu 2 kilo orta boy karides
- 8 kulak mısır
- 1 çubuk tereyağı
- ½ bardak çok amaçlı un
- 1 büyük soğan, doğranmış
- 3 yeşil soğan, doğranmış, beyaz ve yeşil kısımları ayrılmış
- 1 yeşil dolmalık biber, doğranmış
- 2 kereviz sapı, doğranmış
- 1 çay kaşığı kıyılmış sarımsak
- 1 (10 ons) orijinal Ro-Tel domates ve yeşil biber olabilir
- Tatlandırmak için tuz, taze çekilmiş karabiber ve Creole baharatı
- ½ pint ağır krema
- 2 yemek kaşığı kıyılmış düz yapraklı maydanoz

TALİMATLAR:

a) Karidesin kafasını çıkarın, soyun ve kabuğunu çıkarın, başları ve kabukları büyük bir tencereye koyun. Karidesleri buzdolabında bir kenara koyun.

b) Çok keskin bir bıçak kullanarak mısır koçanlarının çekirdeklerini çok büyük bir kaseye kesin. Kör bir sofra bıçağı kullanarak mısır suyunun tamamını kaseye boşaltmak için koçanları sıyırın. Kenara koyun.

c) Mısır koçanlarını karides kabuklarıyla birlikte tencereye ekleyin. Kabuklarını ve koçanlarını örtecek kadar su ekleyin ve kaynatın. Isıyı orta seviyeye düşürün ve üstü açık olarak 30 dakika pişirin. Biraz soğuduğunda, stoğu büyük bir ölçüm kabına süzün ve kabukları ve koçanları atın. 8 bardak stokunuz olmalıdır; değilse, 8 bardak sıvı yapacak kadar su ekleyin.

d) Büyük, ağır bir tencerede tereyağını orta ateşte eritin; unu ekleyin ve sürekli karıştırarak meyane karamela rengini alana kadar pişirin.

e) Soğanı, yeşil soğanın beyaz kısımlarını, dolmalık biberi, kerevizi ve sarımsağı ekleyin ve soğanlar yarı saydam olana kadar pişirin. Domatesleri ekleyin ve yavaş yavaş stokta karıştırın. Tuz, karabiber ve Creole çeşnisiyle tatlandırın ve üzeri kapalı olarak yaklaşık 15 dakika pişirin. Mısırı ekleyin ve 10 dakika daha pişirin. Karidesleri ekleyin ve pembeleşene kadar yaklaşık 2 dakika pişirin. Kremayı, yeşil soğan üstlerini ve maydanozu ekleyin. Servis yapmaya hazır olduğunuzda hafifçe ısıtın. Kaynatmayınız.

81. Yengeç ve Brie Çorbası

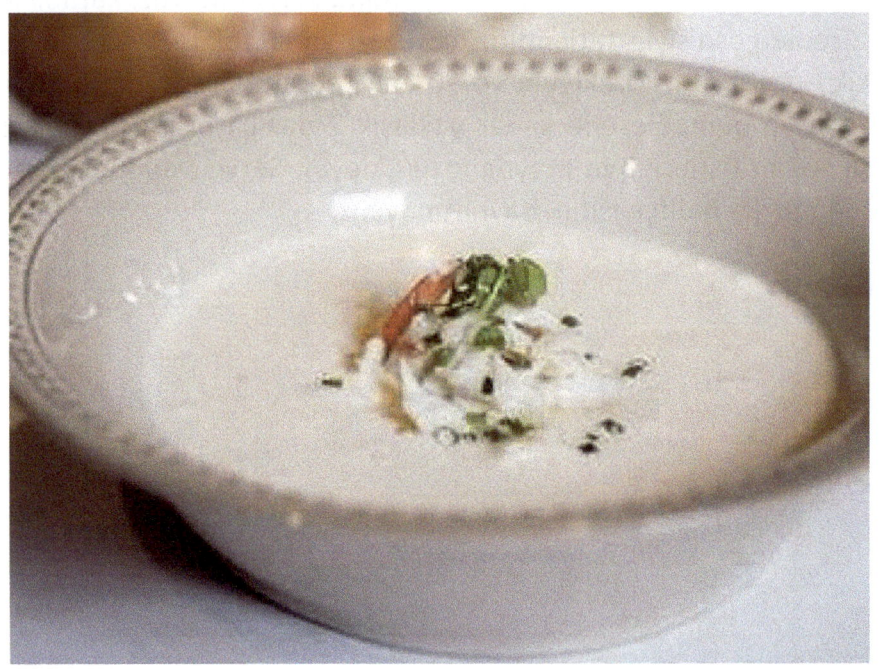

İÇİNDEKİLER:

- 1 (1 pound) paket donmuş bamya yengeci
- 1 çubuk tereyağı
- ½ bardak çok amaçlı un
- 1 orta boy soğan, doğranmış
- 2 kereviz sapı, doğranmış
- 3 diş sarımsak, kıyılmış
- 4 su bardağı yengeç stoğu
- ½ bardak sek beyaz şarap
- 1 defne yaprağı
- 1 çay kaşığı Worcestershire sosu
- Karabiber değirmeninde 10 tur
- 1 çay kaşığı Creole baharatı
- Tuz, tatmak
- ½ pound Brie peyniri, kabuğu çıkarılmış
- 1 ½ su bardağı yarım buçuk
- 1 pound parça yengeç eti

TALİMATLAR:

a) Bamya yengeçlerini (buzlarını çözmenize gerek yok) orta boy bir tencereye koyun, üzerini suyla kapatın ve kaynatın. Örtün, ısıyı azaltın ve 45 dakika pişirin. Stoku büyük bir ölçüm kabına süzün. Gerekirse, 4 bardak yapacak kadar su ekleyin.

b) Tereyağını büyük, ağır bir tencerede orta ateşte eritin; unu ekleyin ve meyane hafif kahverengi olana kadar sürekli karıştırın. Soğanı ve kereviz ekleyin ve ara sıra karıştırarak 5 dakika pişirin. Sarımsağı ekleyin ve bir dakika daha pişirin. Yavaş yavaş et suyu ve şarabı ilave edin; defne yaprağını, Worcestershire sosunu, biberi ve Creole çeşnisini ekleyin ve tuz ekleyin. Örtün ve 15 dakika pişirin.

c) Brie'yi küçük parçalara ayırın veya kesin ve eriyene kadar kısık ateşte çorbaya çırpın. Yarım buçuk karıştırın. Yengeç etini toplayın, kabuklarını çıkarın ve çorbaya ekleyin. Yengeç parçalarını bütün tutmak için hafifçe karıştırın. Baharatları tadın ve ayarlayın.

d) Çorbayı ocaktan alın ve tatların karışması için en az 30 dakika bekletin. Servis yapmaya hazır olduğunuzda hafifçe ısıtın.

82. Kerevit Bisküvi

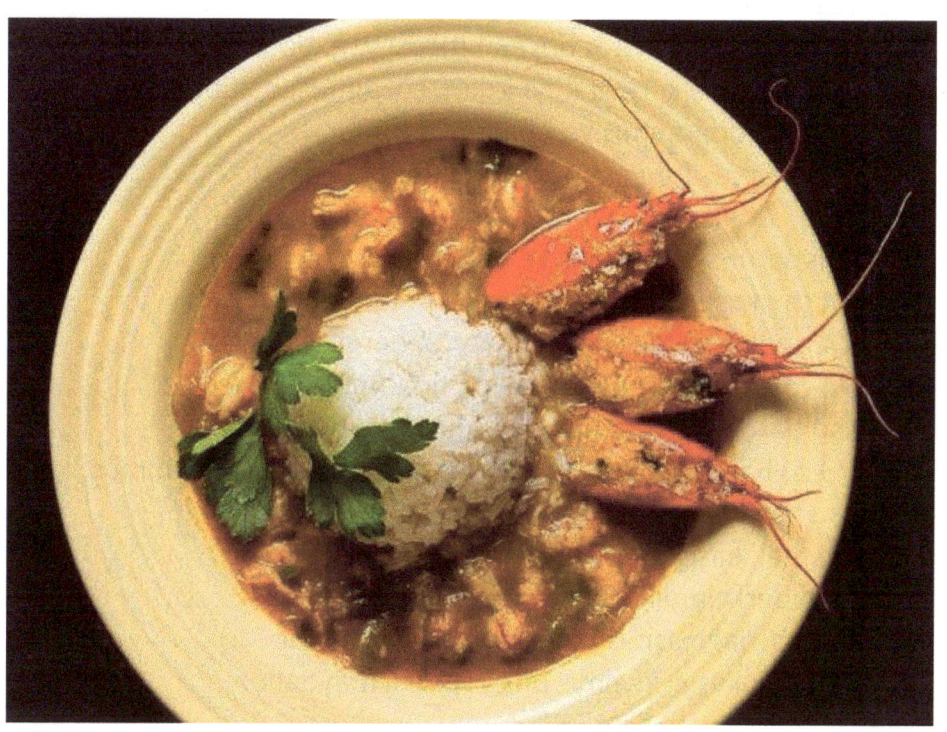

4 SERVİS YAPILIR

İÇİNDEKİLER:
- 3 yemek kaşığı artı ½ fincan bitkisel yağ, bölünmüş
- 2 pound taze kerevit kuyrukları, çözülmüş, bölünmüş
- 1 soğan, doğranmış ve bölünmüş
- 1 demet yeşil soğan, doğranmış ve bölünmüş
- 1 yeşil dolmalık biber, doğranmış ve bölünmüş
- 3 diş sarımsak, kıyılmış ve bölünmüş
- 3/4 çay kaşığı tuz, bölünmüş
- 3/4 çay kaşığı taze çekilmiş karabiber, bölünmüş
- 3/4 çay kaşığı Creole baharatı, bölünmüş
- 2 su bardağı galeta unu 1 yumurta, çırpılmış
- 2/3 su bardağı artı ½ su bardağı çok amaçlı un, bölünmüş
- 5 su bardağı balık suyu veya su
- 2 yemek kaşığı domates salçası
- Acı biberi çimdikleyin veya tadına bakın
- 2 su bardağı pişmiş uzun taneli beyaz pirinç
- 2 yemek kaşığı kıyılmış düz yapraklı maydanoz

TALİMATLAR:
a) Fırını 350°'ye ısıtın. Yapışmaz pişirme spreyi ile büyük bir fırın tepsisine püskürtün ve bir kenara koyun.

b) 3 yemek kaşığı yağı büyük bir tavada ısıtın ve soğanların yarısını, yeşil soğanı, dolmalık biberi ve sarımsağı soteleyin. 1 pound kerevit ekleyin ve 5 dakika soteleyin. Karışımı bir mutfak robotuna alın ve kıyma kıvamına gelene kadar öğütün. Karışımı bir kaseye aktarın ve 1/4 çay kaşığı tuz, 1/4 çay kaşığı biber, 1/4 çay kaşığı Creole çeşnisi, galeta unu ve yumurtayı ekleyip iyice karıştırın.

c) 2/3 su bardağı unu sığ bir pişirme kabına koyun. Karışımı 1 inçlik toplara yuvarlayın. Topları un içinde yuvarlayın ve fırın tepsisine yerleştirin. Topları birkaç kez çevirerek, hafifçe kızarana kadar yaklaşık 35 dakika pişirin. Kenara koyun.

d) Kalan yağı orta, ağır bir tencerede orta-yüksek ateşte ısıtın. Kalan unu fıstık ezmesi rengine dönene kadar sürekli karıştırarak ekleyin. Kalan soğan, dolmalık biber ve sarımsağı ekleyin ve yarı saydam olana kadar pişirin. Et suyu veya su, salça, kalan tuz, karabiber ve Creole çeşnisini ve acı biberi ekleyin ve üstü kapalı olarak 15 dakika pişirin.

e) Kalan kerevitlerin kuyruklarını kıyıp bisküviye ekleyin ve 15 dakika pişirmeye devam edin. Pürüzsüz bir bisküvi için el blenderi ile püre haline getirin. Kerevit toplarını ekleyin ve 5 dakika daha pişirin.

f) Pirinç üzerine kaselerde servis yapın. Maydanoz serpin.

83. Kerevit Haşlama

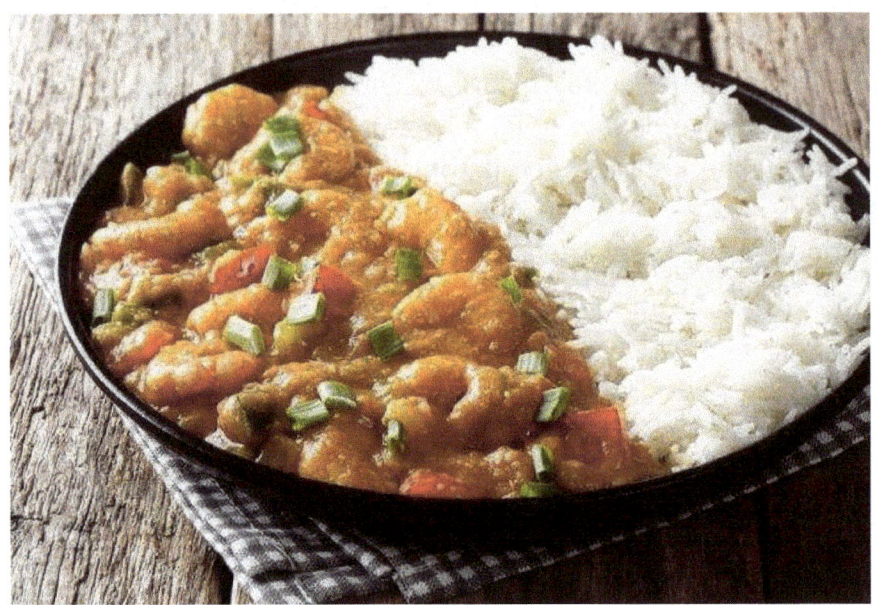

İÇİNDEKİLER:

- 3/4 fincan tereyağı veya bitkisel yağ
- 3/4 su bardağı çok amaçlı un
- 1 büyük soğan, doğranmış
- 1 demet yeşil soğan, doğranmış, beyaz ve yeşil kısımları ayrılmış
- 1 yeşil dolmalık biber, doğranmış
- 3 kereviz sapı, doğranmış.
- 4 büyük diş sarımsak, kıyılmış
- 3 yemek kaşığı domates salçası
- 6 su bardağı deniz ürünleri suyu veya su
- ½ çay kaşığı kuru kekik
- 3 defne yaprağı
- 1 çay kaşığı Creole baharatı
- 1 çay kaşığı tuz
- 1 yemek kaşığı taze limon suyu
- Acı biber ve taze çekilmiş karabiber, tatmak için
- Yağlı 2-3 pound kerevit kuyrukları
- 3 yemek kaşığı kıyılmış düz yapraklı maydanoz
- Servis için pişmiş uzun taneli beyaz pirinç

TALİMATLAR:

a) Büyük, ağır bir tencerede tereyağını eritin veya yağı orta ateşte ısıtın. Unu ekleyin ve sürekli karıştırın. Tereyağı kullanıyorsanız, meyaneyi sarı veya altın rengine dönene kadar pişirin. Yağ kullanıyorsanız, meyane orta kahverengi olana kadar karıştırarak pişirmeye devam edin. Soğanları, yeşil soğanların beyaz kısımlarını, dolmalık biberleri, kerevizi ve sarımsağı ekleyin ve yarı saydam olana kadar karıştırarak soteleyin.

b) Domates salçası, et suyu veya su, kekik, defne yaprağı, Creole baharatı, tuz ve limon suyunu ekleyin, kırmızı biber ve karabiberle tatlandırın ve kaynatın. Isıyı azaltın, örtün ve ara sıra karıştırarak ve üstteki yağları sıyırarak 20 dakika pişirin. Kerevit, maydanoz ve yeşil soğan üstlerini ekleyin, kaynatın, ısıyı azaltın ve 10 dakika pişirin. Defne yapraklarını çıkarın.

c) Servis yapmaya hazır olduğunuzda hafifçe tekrar ısıtın ve pilavın üzerinde servis yapın.

84. Kerevit Turtaları

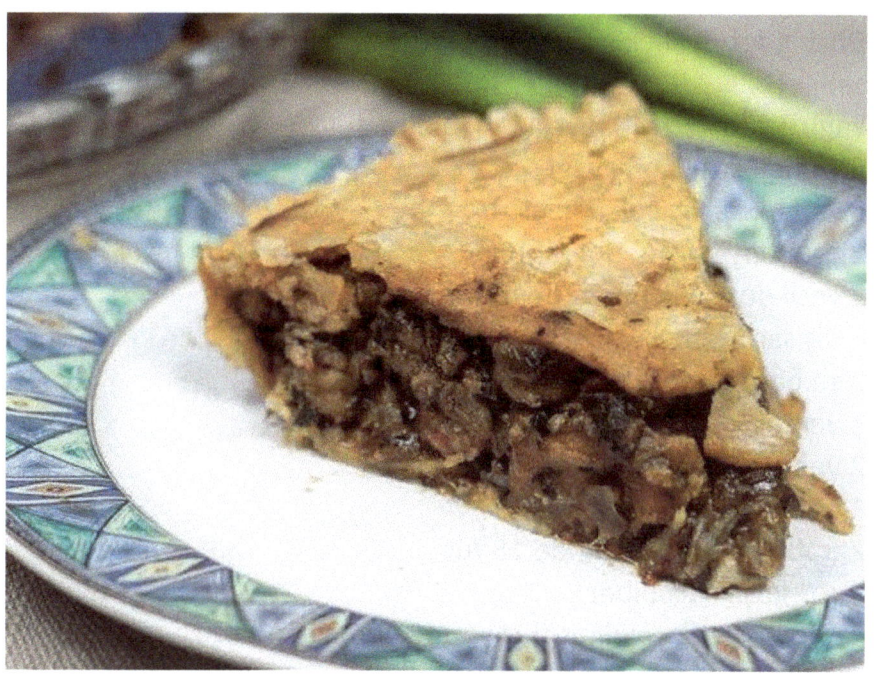

5 (5 İNÇ) BİREYSEL PIES YAPAR

İÇİNDEKİLER:

● Dört adet 9 inçlik turta için yeterli hamur (mağazadan satın alınabilir)
● Yağlı 2 kilo kerevit kuyrukları, bölünmüş
● 6 yemek kaşığı tereyağı
● 6 yemek kaşığı çok amaçlı un
● 2 orta boy soğan, doğranmış
● 1 yeşil dolmalık biber, doğranmış
● 4 diş sarımsak, kıyılmış
● 2 su bardağı yarım buçuk
● 4 yemek kaşığı şeri
● 2 yemek kaşığı taze limon suyu
● 1 çay kaşığı tuz
● Karabiber değirmeninde 15 tur
● 1 çay kaşığı acı biber
● 4 yemek kaşığı kıyılmış düz yapraklı maydanoz
● 1 yumurta beyazı, çırpılmış

TALİMATLAR:

a) Fırını önceden 350°'ye ısıtın.

b) Pasta hamurunu 1/8-inç kalınlığa kadar açın. Sahip olmalıdır

c) beş adet 5 inçlik çift kabuklu turta için yeterli hamur. Alt yufkalar için doğru ölçüyü elde etmek için, tavalardan birini hamurun üzerine ters olarak yerleştirin ve hamuru tavanın kenarından 1 inç kesin. En iyi uyum için üst kabuklar 5 inçte kesilmelidir. Alt yufkaları tart kalıplarına yerleştirin ve üst yufkaları buzdolabında soğumaya bırakın.

d) Bir mutfak robotunda, kerevit kuyruklarının yarısını neredeyse öğütülene kadar doğrayın. Diğerlerini tamamen bırakın.

e) Tereyağını orta, ağır bir tencerede veya büyük tavada orta ateşte eritin. Unu ekleyin ve meyane açık kahverengi olana kadar sürekli karıştırın. Soğanı ve dolmalık biberi ekleyin ve yaklaşık 5 dakika soteleyin. Sarımsağı ekleyin ve 1 dakika daha soteleyin.

Yarım buçuk, şeri, limon suyu, tuz, karabiber, kırmızı biber ve maydanozu ekleyin ve 5 dakika pişirin. Doğranmış ve bütün kerevitleri ekleyin ve 5 dakika daha pişirin.

f) Hazırlanan turta kabuklarının her birini yaklaşık 1 bardak kerevit dolgusu ile doldurun. Üst kabuklarla örtün ve kenarlarını kıvırın. Üst kabukta birkaç yarık kesin ve yumurta akı ile fırçalayın. Turtaları çerez kağıtlarına yerleştirin ve dolgu kabarcıklı olana ve kabuklar altın kahverengi olana kadar yaklaşık 1 saat pişirin.

85. kirli Pirinç

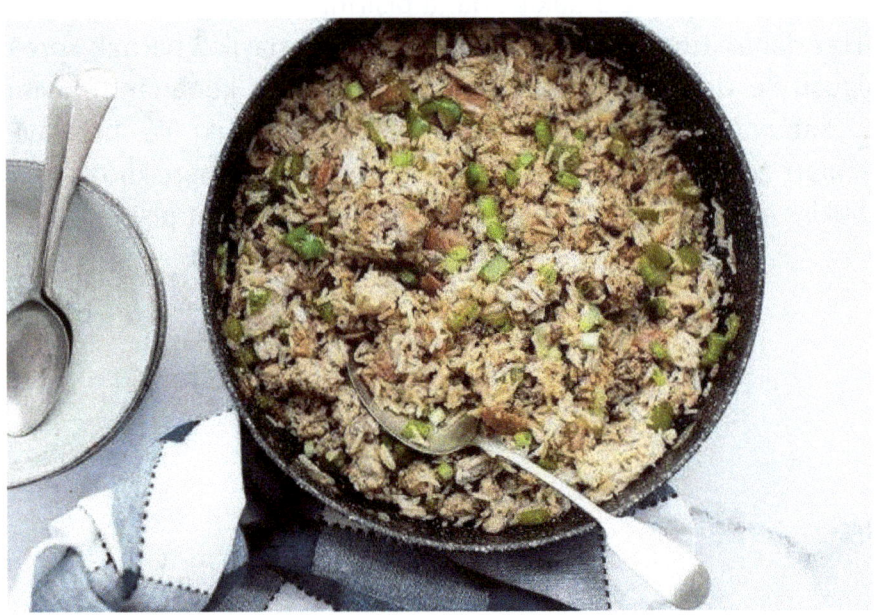

İÇİNDEKİLER:

- 3 su bardağı su
- 1 ½ su bardağı uzun taneli beyaz pirinç
- 1/4 artı 1 çay kaşığı tuz, bölünmüş
- 2 yemek kaşığı bitkisel yağ
- 1 soğan, doğranmış
- 6 adet yeşil soğan, doğranmış, beyaz ve yeşil kısımları ayrılmış
- 1 yeşil dolmalık biber, doğranmış
- 2 kereviz sapı, doğranmış
- 3 diş sarımsak, kıyılmış
- 1 pound kıyma
- 1 pound tavuk ciğeri, doğranmış
- ½ çay kaşığı taze çekilmiş karabiber
- ½ çay kaşığı acı biber
- 1/3 su bardağı kıyılmış düz yapraklı maydanoz

TALİMATLAR:

a) Orta boy bir tencerede suyu kaynatın. Pirinci ve 1/4 çay kaşığı tuzu ekleyin. Isıyı düşük seviyeye indirin, örtün ve tüm su emilene kadar yaklaşık 20 dakika pişirin.

b) Orta, ağır bir tencerede yağı ısıtın ve soğanı, yeşil soğanın beyaz kısımlarını, dolmalık biberi ve kereviyi yarı saydam olana kadar soteleyin. Sarımsağı ekleyin ve bir dakika daha soteleyin. Kıymayı ekleyin ve karıştırarak kahverengileştirin. Tavuk ciğeri ekleyin ve sığır eti ve ciğer tamamen pişene kadar yaklaşık 10 dakika pişirmeye ve karıştırmaya devam edin. Biber ve kırmızı biber ekleyin, örtün ve 5 dakika pişirin.

c) Maydanoz ve yeşil soğan üstlerini karıştırın. Pirinci yavaşça katlayın. Yanında Louisiana acı sos ile servis yapın.

86. Yumurta Sardosu

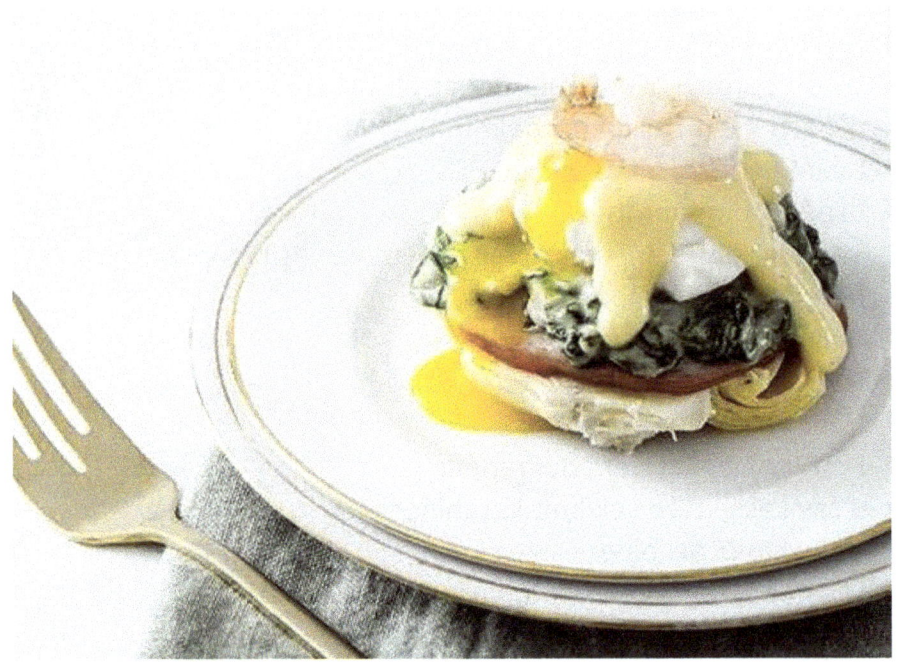

4 SERVİS YAPILIR

İÇİNDEKİLER:

HOLLANDAİZ SOSU İÇİN
- 2 büyük yumurta sarısı
- 1 ½ yemek kaşığı taze limon suyu
- 2 çubuk tuzsuz tereyağı
- Tat vermek için tuz ve taze çekilmiş karabiber

YUMURTA İÇİN
- 2 (9 ons) torba taze ıspanak
- 1 yemek kaşığı zeytinyağı
- 1 çay kaşığı kıyılmış sarımsak
- 1/3 su bardağı ağır krema
- Tat vermek için tuz ve taze çekilmiş karabiber
- 8 taze pişmiş veya konserve enginar tabanı
- 2 yemek kaşığı beyaz sirke
- 8 yumurta

TALİMATLAR:

a) Sosu yapmak için yumurta sarısını ve limon suyunu bir karıştırıcıya koyun. Karıştırmak için birkaç kez vurun.

b) Tereyağını cam bir sürahide mikrodalgada kaynatmamaya dikkat ederek eritin. Yavaş yavaş tereyağını yumurta karışımına dökün ve kalın, kremsi bir sos oluşana kadar karıştırın. Tuz ve karabiber serpin.

c) Yumurtaları yapmak için ıspanağı zeytinyağında bir tencerede soteleyin ve karıştırarak, sadece solana ve parlak yeşil olana kadar hazırlayın. Kremayı ilave edin, tuz ve karabiber ekleyin ve sıcak tutun.

d) Enginar diplerini ısıtın ve sıcak tutun.

e) Bir tavayı veya sığ bir tencereyi 2 ½ inç suyla doldurun. Sirkeyi ekleyin ve orta ateşte ısıtın.

f) 4 yumurtayı teker teker küçük bir bardağa kırın ve yavaşça suya dökün. Yumurtaları sıvının üstüne çıkana kadar pişirin ve ardından bir kaşıkla ters çevirin. Beyazlar katılaşana kadar pişirin ama sarılar hala cıvık. Oluklu bir kaşıkla çıkarın ve kağıt havlularla kurulayın. Kalan yumurtalarla tekrarlayın.

g) 4 tabağın her birine bir porsiyon ıspanak koyun. Ispanakların üzerine her bir tabağa 2 enginar tabanı yerleştirin ve her enginarın üzerine birer yumurta yerleştirin. Hepsinin üzerine hollandaise sosu gezdirin ve hemen servis yapın.

87. İrmik ve Grillades

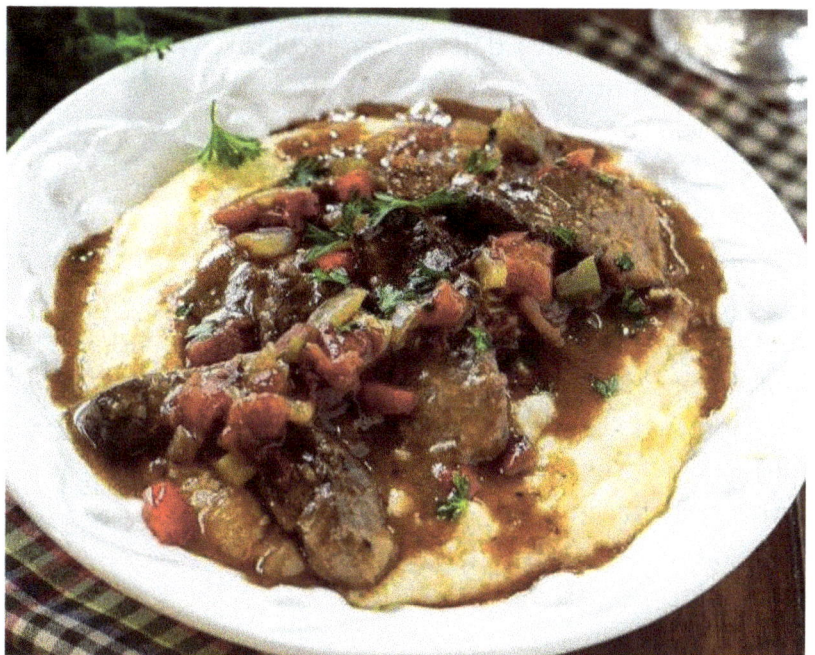

6 SERVİS YAPIYOR

İÇİNDEKİLER:
- 1 (3 kiloluk) sığır eti veya dana yuvarlak biftek, yaklaşık 1/4 inç kalınlığa kadar dövülmüş
- Tat vermek için tuz ve taze çekilmiş karabiber
- 1 fincan çok amaçlı un
- 3/4 su bardağı bitkisel yağ, bölünmüş
- 1 büyük soğan, doğranmış
- 1 yeşil dolmalık biber, doğranmış
- 1 demet yeşil soğan, doğranmış, yeşil ve beyaz kısımları ayrılmış
- 3 diş sarımsak, kıyılmış
- 1 büyük domates, doğranmış
- 1 yemek kaşığı domates salçası
- ½ fincan kırmızı şarap
- 3 su bardağı su
- 1 çay kaşığı kırmızı şarap sirkesi
- ½ çay kaşığı kuru kekik
- 1 yemek kaşığı Worcestershire sosu
- Tatlandırmak için tuz, taze çekilmiş karabiber ve Creole baharatı
- 3 yemek kaşığı kıyılmış düz yapraklı maydanoz
- 6 kişilik irmik, paket TALİMATLARINA göre pişirilir:

TALİMATLAR:

a) Sığır eti kabaca 2 × 3 inçlik parçalar halinde kesin. Her iki tarafı da tuz ve karabiberle bolca baharatlayın.

b) 1/4 fincan yağı büyük, ağır bir tavada ısıtın ve unu sığ bir kaseye veya tabağa koyun. Her bir bifteği una bulayın, fazlasını silkeleyin ve her iki tarafını da kızartın. Eti kağıt havlulara aktarın.

c) Kalan yağı tavaya ekleyin ve soğanları, yeşil soğanların beyaz kısımlarını, dolmalık biberi ve sarımsağı yarı saydam olana kadar soteleyin. Domates, domates salçası, şarap, su, sirke, kekik, Worcestershire sosu ve eti ekleyin ve tuz, karabiber ve Creole baharatı ekleyin. kaynatın. Isıyı azaltın, örtün ve et yumuşayana kadar yaklaşık 1 ½ saat pişirin. Maydanoz ve yeşil soğan üstlerini ekleyin ve irmik üzerinde servis yapın.

88. Natchitoches Etli Turtalar

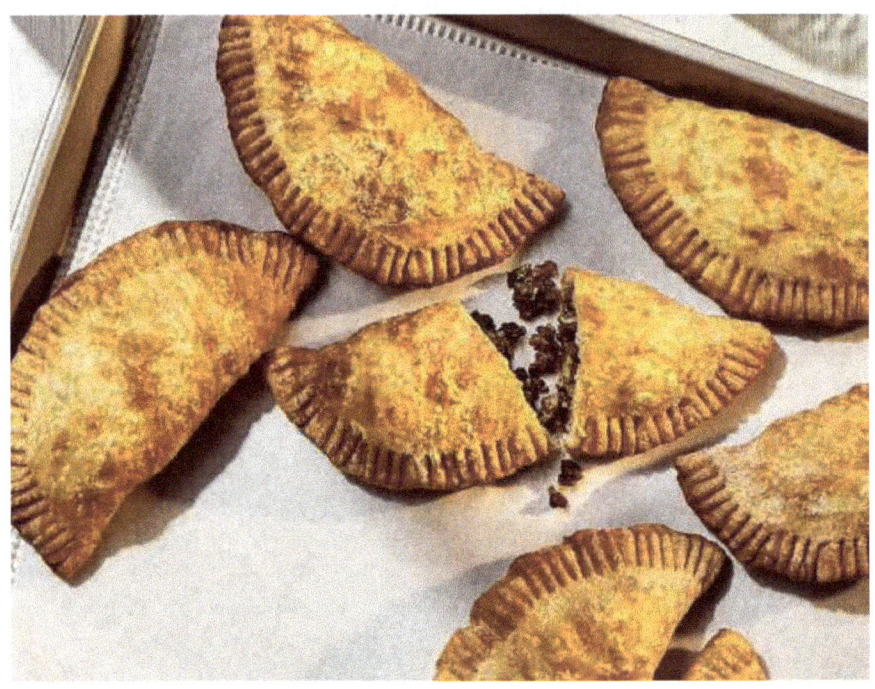

İÇİNDEKİLER:

- 2 yemek kaşığı bitkisel yağ
- 1 büyük soğan, doğranmış
- 6 yeşil soğan, doğranmış
- 1 yeşil dolmalık biber, doğranmış
- 3 diş sarımsak, kıyılmış
- 1 pound kıyma
- 1 kiloluk domuz eti
- 1 çay kaşığı Creole baharatı
- ½ çay kaşığı tuz
- ½ çay kaşığı taze çekilmiş karabiber
- 1/4 çay kaşığı acı biber
- 1/4 su bardağı çok amaçlı un
- 1 paket (2 kabuklu) soğutulmuş parça hamur
- 2 yumurta akı, çırpılmış

TALİMATLAR:

a) Büyük, ağır bir tavada yağı ısıtın. Sebzeleri ekleyin ve yarı saydam olana kadar soteleyin. Eti ekleyin ve ara sıra karıştırarak yüksek ateşte birkaç dakika pişirin. Isıyı azaltın ve eti bir kaşıkla iyice kızarana kadar doğrayarak pişirmeye devam edin. Baharatları ve unu ekleyip 10 dakika pişirmeye devam edin. Ateşten alın. Doldurma, kullanıma hazır olana kadar önceden yapılabilir ve soğutulabilir.

b) Turtaları yapmaya hazır olduğunuzda, fırını önceden 350°'ye ısıtın. 2 kurabiye yaprağına yapışmaz pişirme spreyi sıkın.

c) Soğutulmuş parça hamurları düz bir yüzeye koyun ve biraz daha ince açın. Orta boy bir bisküvi kesici kullanarak daireler kesin. Kenarları temiz olacak şekilde her dairenin yarısına bir yemek kaşığı dolusu iç harcı koyun. Bu pastanın dibi olacak. Küçük bir kaseyi suyla doldurun. Parmağınızı suya batırın ve hamurun alt yarısının kenarını ıslatın ve bir tur oluşturmak için üstünü katlayın. Kenarları bir çatalın dişleriyle kapatın ve turtaları hazırlanan çerez sayfalarına yaklaşık 1 inç aralıklarla yerleştirin.

d) Turtaları yumurta akı ile fırçalayın ve her turtanın üstüne birkaç küçük yarık yapın. Altın kahverengi olana kadar pişirin.

89. İstiridye Enginar Çorbası

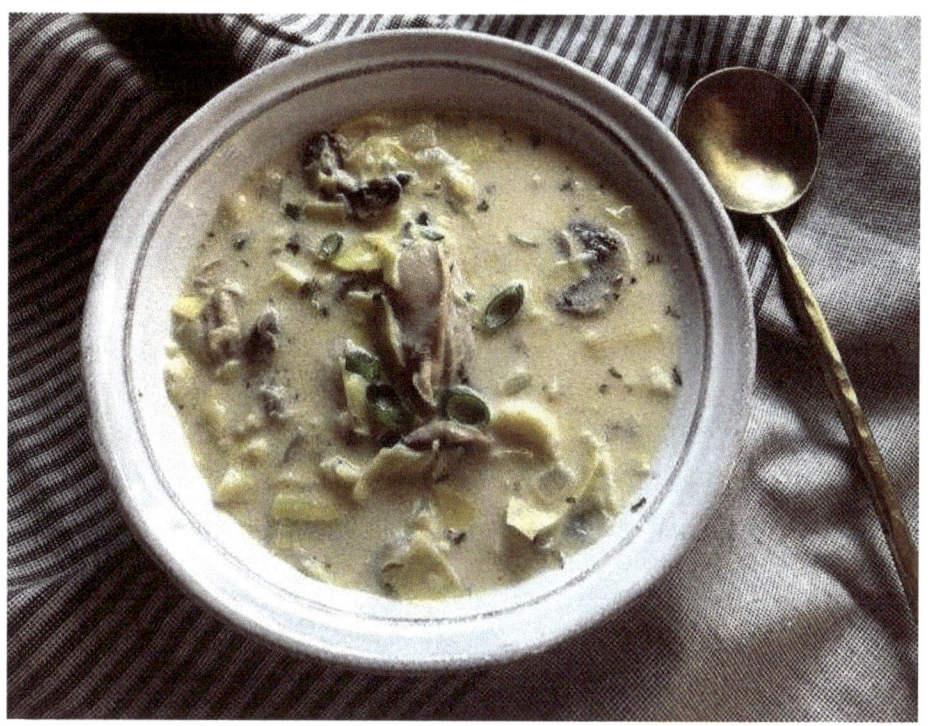

İÇİNDEKİLER:

- 3 düzine ayıklanmış istiridye, likörleri ve varsa ekstra likörü ile
- 1 çubuk tereyağı
- ½ bardak çok amaçlı un
- 1 büyük soğan, doğranmış
- 6 adet yeşil soğan, doğranmış, beyaz ve yeşil kısımları ayrılmış
- 2 kereviz sapı, doğranmış
- 4 büyük diş sarımsak, kıyılmış
- 6 bardak istiridye likörü ve deniz ürünleri suyu (veya bir tutam tavuk suyu)
- 1 (14 ons) enginar göbeği dörde bölünebilir, süzülür ve ısırık büyüklüğünde parçalar halinde kesilir
- 1/4 çay kaşığı acı biber
- 1 çay kaşığı Creole baharatı
- ½ çay kaşığı kereviz tuzu
- 1 çay kaşığı Worcestershire sosu
- Tat vermek için tuz ve taze çekilmiş karabiber
- 1 su bardağı yarım buçuk
- 2 yemek kaşığı kıyılmış düz yapraklı maydanoz

TALİMATLAR:

a) İstiridyeleri süzün ve likörü ayırın. İstiridyeleri kabuk parçaları için kontrol edin ve bir kenara koyun.

b) Ağır bir tencerede, tereyağını kısık ateşte eritin ve unu ekleyin, koyulaşana ve kahverengiye dönmeye başlayana kadar (sarışın bir meyane) sürekli karıştırarak. Soğanı, yeşil soğanın beyaz kısımlarını ve kerevizi ekleyin ve solana kadar soteleyin. Sarımsağı ekleyin ve bir dakika daha soteleyin.

c) İstiridye likörü, et suyu, enginar, acı biber, Creole baharatı, kereviz tuzu ve Worcestershire sosu ekleyin ve tuz ve karabiber ekleyin (istiridyeler tuzlu olabileceğinden az miktarda tuzla başlayın). Örtün ve 10 dakika pişirin. Yarım buçuk ekleyin, neredeyse kaynatın ve istiridyeleri ekleyin. Isıyı azaltın ve birkaç dakika veya istiridyeler kıvrılana kadar pişirin. Isıyı kapatın ve yeşil soğan üstlerini ve maydanozu karıştırın. Servis yapmadan önce baharatları ayarlayın.

90. İstiridye Sosu

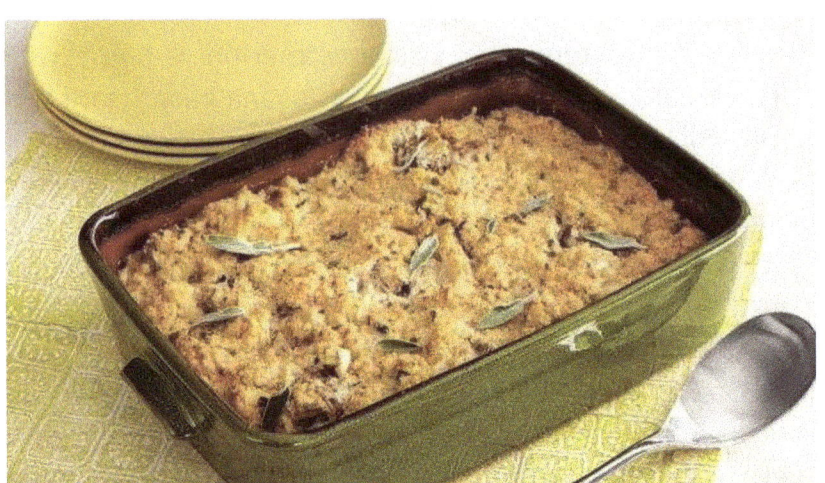

İÇİNDEKİLER:

- 1 günlük somun Fransız ekmeği, lokma büyüklüğünde parçalara ayrılmış (hafifçe paketlenmiş 9 bardak)
- 3 düzine kabuğu çıkarılmış istiridye, süzülmüş ve likörü ayrılmış
- İstiridye likörü artı 2 bardak yapmaya yetecek kadar tavuk veya hindi suyu
- 1 çubuk tereyağı
- 1 soğan, doğranmış
- 1 demet yeşil soğan, doğranmış
- 3 kereviz sapı, doğranmış
- 3 diş sarımsak, kıyılmış
- 3 yemek kaşığı kıyılmış düz yapraklı maydanoz
- ½ çay kaşığı tuz veya tatmak
- Karabiber değirmeninde 12 tur
- ½ çay kaşığı acı biber veya tatmak
- 1 çay kaşığı öğütülmüş adaçayı
- 2 yumurta, çırpılmış

TALİMATLAR:

a) Ekmeği büyük bir kaseye koyun, et suyuyla örtün ve 1 saat bekletin. İstiridyeleri kontrol edin ve kabuk parçalarını çıkarın.

b) Fırını önceden 350°'ye ısıtın. Tereyağını bir tavada eritin ve soğanları ve kereviziyi yarı saydam olana kadar soteleyin. Sarımsağı ekleyin ve bir dakika daha soteleyin. Sebzeleri maydanoz, baharatlar ve yumurtalarla birlikte ekmeğe ekleyin. İyice karıştırın.

c) Sosu 11 × 13 inçlik bir fırın tepsisine veya 2 daha küçük olana yayın ve yaklaşık 45 dakika boyunca kabarık ve altın rengi kahverengi olana kadar pişirin.

91. İstiridyeli Turta

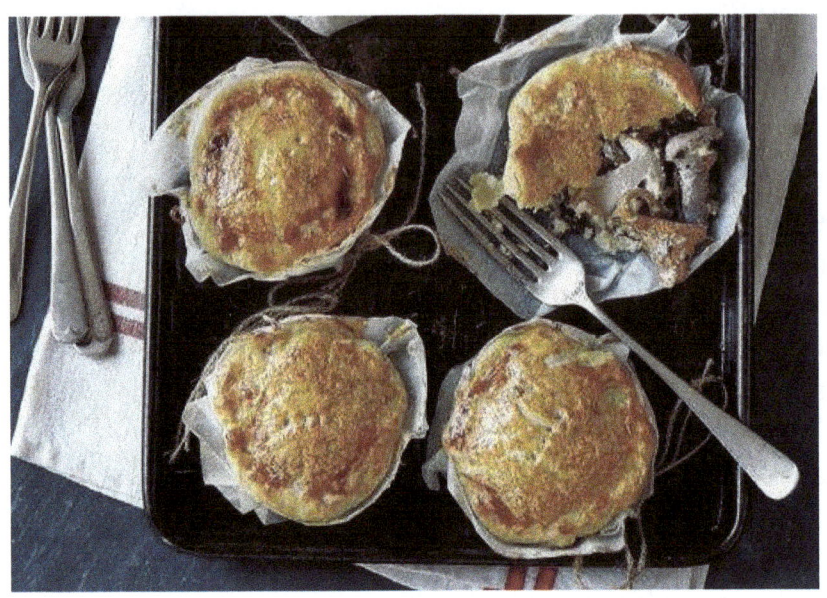

İÇİNDEKİLER:

- 2 düzine büyük veya 3 düzine küçük ayıklanmış istiridye, şerbetiyle birlikte
- 1 su bardağı dilimlenmiş taze mantar
- 1 yemek kaşığı tereyağı
- 4 yemek kaşığı bitkisel yağ
- 4 yemek kaşığı çok amaçlı un
- 6 adet yeşil soğan, doğranmış, beyaz ve yeşil kısımları ayrılmış
- ½ yeşil dolmalık biber, doğranmış
- 1 kereviz sapı, doğranmış
- 2 büyük diş sarımsak, kıyılmış
- 1/4 fincan andouille sosis veya tütsülenmiş jambon, 1/4 inçlik parçalar halinde doğranmış
- 1 çay kaşığı Creole baharatı
- 1 çay kaşığı Worcestershire sosu
- 2 tutam Tabasco sosu
- 2 yemek kaşığı kıyılmış düz yapraklı maydanoz
- Tat vermek için tuz ve taze çekilmiş karabiber
- 2 parça hamur, ev yapımı veya mağazadan satın alınmış, soğutulmuş
- 1 yumurta beyazı, çırpılmış

TALİMATLAR:

a) İstiridyeleri süzün ve likörü büyük bir ölçü kabına dökün; 1 su bardağı yapacak kadar su ekleyin. İstiridyeleri kabuk parçaları için kontrol edin ve bir kenara koyun.

b) Tereyağını küçük bir tavada ısıtın ve mantarları yumuşayana kadar soteleyin. Kenara koyun.

c) Büyük bir tavada veya orta boy bir tencerede yağı yüksek ateşte ısıtın; unu ekleyin ve meyane kahverengileşene kadar sürekli karıştırın. Ocağın altını kısın ve sürekli karıştırarak meyane sütlü çikolata rengi alana kadar pişirin. Soğanları, yeşil soğanların beyaz kısımlarını, dolmalık biberi ve kerevizi ekleyin ve solana kadar pişirin. Sarımsağı ekleyin ve bir dakika daha pişirin. İstiridye likörü, sosis veya jambonu, Creole çeşnisini, Worcestershire sosunu ve Tabasco sosunu ekleyin. Örtün, ısıyı bir kaynamaya düşürün ve 15 dakika pişirin.

d) Isıyı orta-yüksek seviyeye getirin ve mantarları ve istiridyeleri ekleyin. İstiridyeler kıvrılana kadar yaklaşık 4 dakika pişirin. Isıyı kapatın ve yeşil soğan üstlerini ve maydanozu karıştırın. Tuz ve karabiber serpin. Serin.

e) Fırını 350°'ye ısıtın. Kabuklardan birini turta tabağına yerleştirin. İstiridye karışımını ekleyin ve kenarlarını kıvırarak üst kabukla kaplayın. Buharı çıkarmak için üst kabukta birkaç yarık kesin ve kabuğu yumurta akı ile fırçalayın. 45 dakika ya da hamur işi kızarana kadar pişirin.

92. İstiridye Rockefeller Çorbası

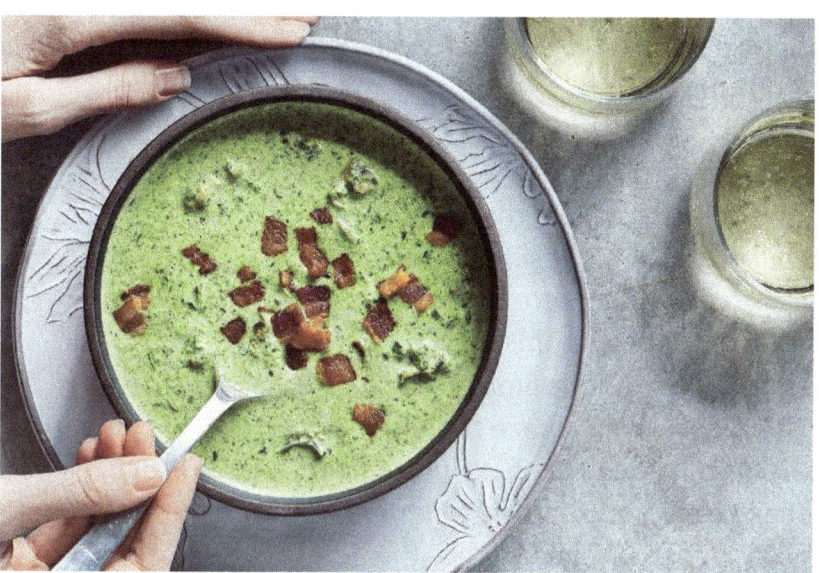

6 SERVİS YAPIYOR

İÇİNDEKİLER:

- Likörleriyle birlikte 1 litre kabuklu istiridye veya 3-5 bardak likörle 3 düzine istiridye
- 1 çubuk tereyağı
- ½ bardak çok amaçlı un
- 1 demet yeşil soğan, doğranmış
- ½ su bardağı kıyılmış yeşil dolmalık biber
- ½ su bardağı kıyılmış kereviz
- 1 çay kaşığı kıyılmış sarımsak
- 1 (10 ons) kutu dondurulmuş doğranmış ıspanak, çözülmüş
- 1/4 su bardağı kıyılmış taze fesleğen
- 5 su bardağı istiridye likörü ve/veya deniz ürünleri suyu
- 2 yemek kaşığı Herbsaint veya Pernod
- ½ çay kaşığı Creole baharatı
- Tabasco sosu, tatmak
- 2 çay kaşığı Worcestershire sosu
- Beyaz biber, tatmak
- ½ su bardağı kıyılmış düz yapraklı maydanoz
- 1 su bardağı yarım buçuk
- Tuz, tatmak

TALİMATLAR:

a) Likörü ayırarak istiridyeleri süzün. İstiridyeleri kontrol edin ve kabuk varsa atın. Kenara koyun.

b) Tereyağını büyük, ağır bir tencerede eritin. Unu ekleyin ve sarı bir meyane yapmak için orta ateşte sürekli karıştırın. Soğan, dolmalık biber ve kereviz ekleyin ve yarı saydam olana kadar soteleyin. Sarımsak, ıspanak ve fesleğeni ekleyip bir dakika daha soteleyin. İstiridye likörü ve/veya deniz ürünleri suyunu yavaş yavaş ekleyin ve iyice karışana kadar karıştırın. Herbsaint veya Pernod'u, Creole çeşnisini, Tabasco sosunu ve Worcestershire sosunu ekleyin ve biberle tatlandırın. Örtün, ısıyı düşük seviyeye indirin ve 15 dakika pişirin.

c) Baharatları tadın ve ayarlayın. İstiridyelerin ne kadar tuzlu olduğuna bağlı olarak gerekirse bu noktada tuz ekleyin. Maydanoz, yarım buçuk ve istiridye ekleyin ve istiridyeler kıvrılana kadar bir veya 2 dakika pişirin. Bol sıcak Fransız ekmeği ile servis yapın.

93. Redfish Court Bouillon

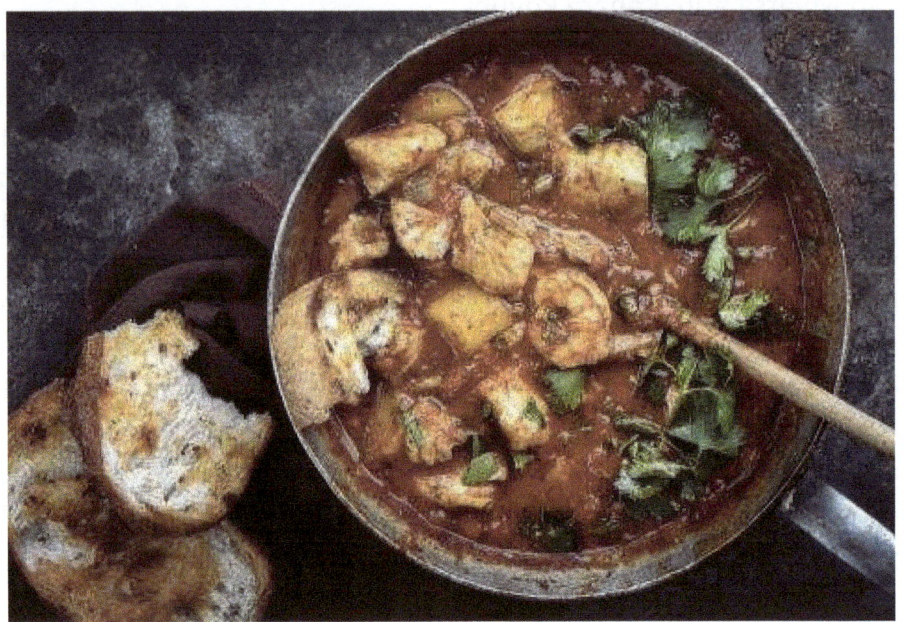

4–6 SERVİS YAPAR

İÇİNDEKİLER:
- 1 (3-4 kiloluk) sert, kırmızı balık veya kırmızı balığı gibi beyaz etli balık
- 3 yemek kaşığı sızma zeytinyağı
- 1 orta boy soğan, doğranmış
- 3 yeşil soğan, doğranmış
- ½ yeşil dolmalık biber, doğranmış
- 1 kereviz sapı, doğranmış
- 3 diş sarımsak, kıyılmış
- 1 büyük domates, doğranmış
- 1 (15 ons) domates sosu olabilir
- 1 limon suyu
- 1 yemek kaşığı Worcestershire sosu
- 1/4 su bardağı kırmızı şarap
- ½ çay kaşığı kuru kekik veya 2 çay kaşığı taze kıyılmış
- ½ çay kaşığı kuru fesleğen veya 2 çay kaşığı kıyılmış taze fesleğen
- ½ çay kaşığı acı biber
- 1 çay kaşığı şeker
- Tat vermek için tuz ve taze çekilmiş karabiber
- 2 yemek kaşığı kıyılmış düz yapraklı maydanoz

TALİMATLAR:
a) Fırını 350°'ye ısıtın. Balıkta kalan pulları çıkarın ve iyice durulayın. Kurutun ve 2 inç kenarları olan büyük bir fırın tepsisine yerleştirin. Sos hazır olana kadar soğutun.

b) Yağı orta, ağır bir tencerede ısıtın ve soğanları, dolmalık biberi, kerevizi ve sarımsağı yarı saydam olana kadar soteleyin. Domates, domates sosu, limon suyu, Worcestershire sosu, şarap, kekik, fesleğen, acı biber ve şekeri ekleyin ve tuz ve karabiber ekleyin. Bir kaynamaya getirin, ısıyı düşük seviyeye indirin ve kapağın altında 30 dakika pişirin.

c) Maydanozu ekleyin, tadın ve baharatları ayarlayın.

d) Sosun bir kısmını fırın tepsisinin tabanına yayın. Balığın her yerine tuz ve karabiber serpin ve tavaya koyun. Balığın üzerini sosla kaplayın ve bir kısmını vücut boşluğunun içine yerleştirin. Kapağı açık olarak 30 dakika veya balığın ortası pişene kadar pişirin (bir bıçak kullanarak, balığın en kalın kısmındaki et kolayca kemikten ayrılacaktır). Folyo ile örtün ve servis yapana kadar sıcak tutun.

94. Kırmızı fasulye ve pilav

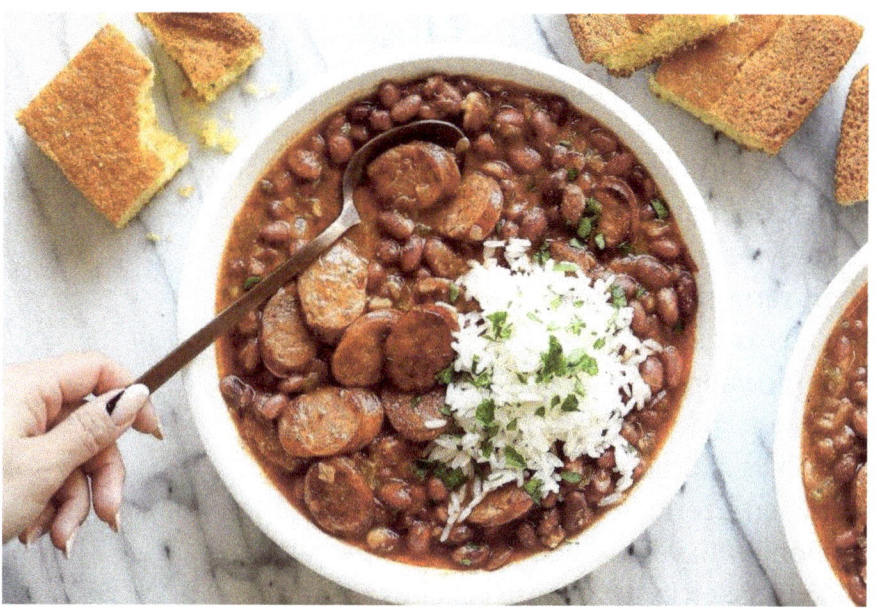

İÇİNDEKİLER:

- 1 kilo kuru fasulye
- 2 yemek kaşığı bitkisel yağ
- 1 büyük soğan, doğranmış
- 1 demet yeşil soğan, doğranmış, beyaz ve yeşil kısımları ayrılmış
- 1 yeşil dolmalık biber, doğranmış
- 2 kereviz sapı, doğranmış
- 4 diş sarımsak, kıyılmış
- 6 su bardağı su
- 3 defne yaprağı
- ½ çay kaşığı kuru kekik
- 1 çay kaşığı Creole baharatı
- Tercihen üzerinde biraz jambon bulunan 1 jambon kemiği veya 2 jambon budu veya ½ pound jambon parçaları
- Tat vermek için tuz ve taze çekilmiş karabiber
- 1 pound tütsülenmiş sosis, ½ inç kalınlığında yuvarlaklar halinde kesilmiş
- 2 yemek kaşığı kıyılmış düz yapraklı maydanoz, artı servis için daha fazlası
- Servis için pişmiş uzun taneli beyaz pirinç

TALİMATLAR:

a) Fasulyeleri büyük bir tencereye koyun, suyla kaplayın, gece boyunca ıslatın ve süzün.

b) Büyük, ağır bir tencerede yağı ısıtın ve soğanları, yeşil soğanların beyaz kısımlarını, dolmalık biberi, kerevizi ve sarımsağı soteleyin.

c) Büyük bir tavada sosisleri kızartın. Kenara koyun.

d) Tencereye fasulye, su, defne yaprağı, kekik, Creole çeşnisi ve jambonu ekleyin ve kaynatın. Isıyı azaltın, örtün ve ara sıra karıştırarak 2 saat pişirin ve pişirme tamamlanmadan 30 dakika önce sosis ekleyin.

e) Defne yapraklarını çıkarın, maydanozu ekleyin ve pirinçle birlikte kaselerde servis yapın. İstenirse kaselere daha fazla maydanoz serpin.

95. Karides ve irmik

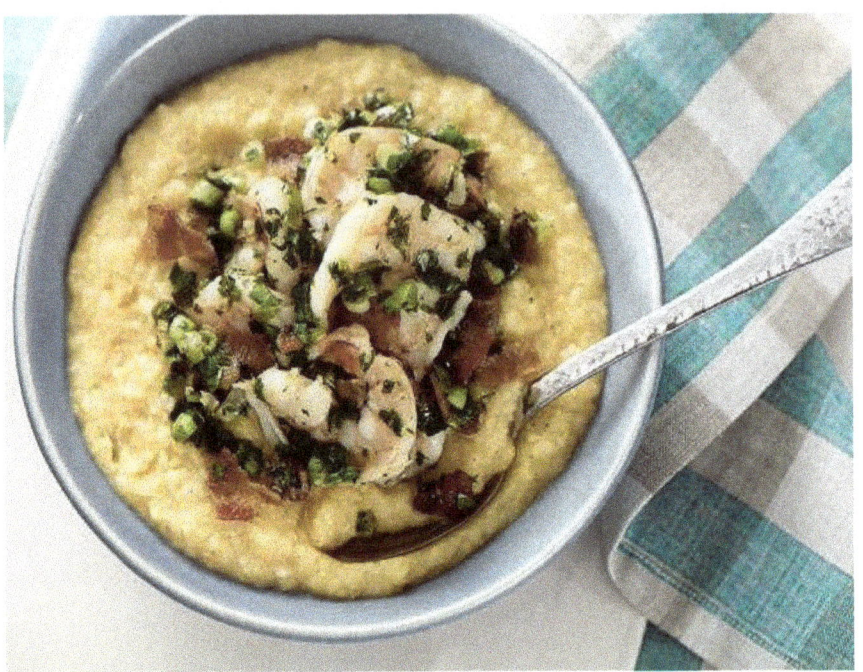

İÇİNDEKİLER:

- 3 pound büyük karides (pound başına yaklaşık 15 ila 20), soyulmuş ve kabuğu çıkarılmış
- 5 yemek kaşığı tereyağı, bölünmüş
- 8 yeşil soğan, doğranmış
- 5 büyük diş sarımsak, kıyılmış
- 1 limonun kabuğu ve suyu
- 1/3 su bardağı sek beyaz şarap
- 1 yemek kaşığı Worcestershire sosu
- 1 çay kaşığı İtalyan baharatı
- Tatmak için taze çekilmiş karabiber
- ½ çay kaşığı artı 1/4 çay kaşığı tuz, bölünmüş
- 1 çay kaşığı Creole baharatı
- 2 yemek kaşığı kıyılmış düz yapraklı maydanoz
- 1 su bardağı hızlı irmik
- 4 1/4 su bardağı su
- 1/4 su bardağı taze rendelenmiş Parmesan

TALİMATLAR:

a) Orta ateşte büyük, ağır bir tavada 4 yemek kaşığı tereyağını eritin. Soğan ve sarımsağı ekleyin ve solana kadar soteleyin. Karidesleri ekleyin ve karıştırarak birkaç dakika pembeleşinceye kadar soteleyin. Limon kabuğu rendesi ve suyu, şarap, Worcestershire sosu, İtalyan baharatı, biber, Creole baharatı ve ½ çay kaşığı tuzu ekleyin ve yaklaşık 3 dakika pişirin. Karidesleri fazla pişirmeyin. Ateşten alın ve maydanoz serpin.

b) İrmikleri pişirmek için, büyük bir tencerede suyu kaynatın ve karıştırarak irmikleri sabit bir akışla ekleyin. Kalan tuzu ekleyin. Örtün, ısıyı düşük seviyeye indirin ve yaklaşık 10 dakika pişirin. Ateşten alın ve Parmesan ve kalan tereyağında karıştırın. Karidesleri irmik üzerinde tabaklarda veya kaselerde servis edin.

96. Karides Remoulade

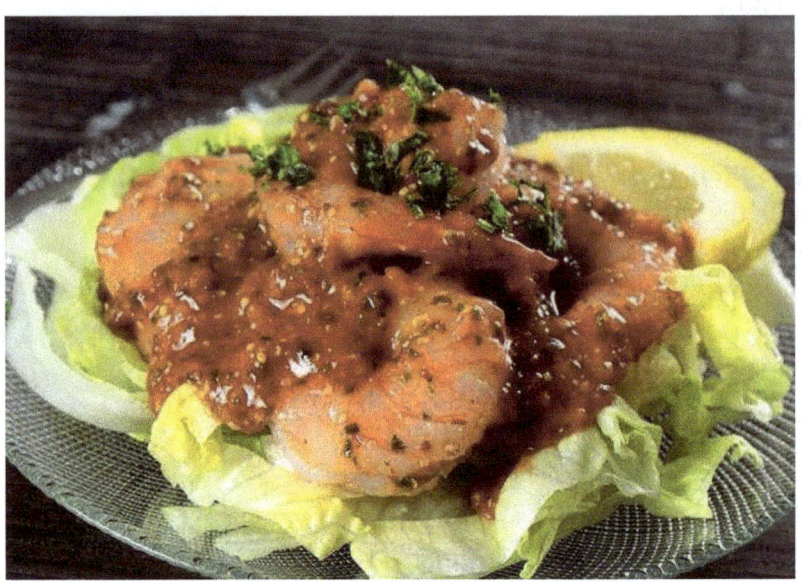

İÇİNDEKİLER:

- ½ su bardağı kıyılmış yeşil soğan
- ½ su bardağı kıyılmış kereviz
- 1/4 su bardağı kıyılmış düz yapraklı maydanoz
- 2 diş sarımsak, kıyılmış
- ½ su bardağı taze yaban turpu (marketlerin buzdolabında bulunur)
- ½ su bardağı ketçap
- 3/4 su bardağı Creole hardalı
- 2 yemek kaşığı Worcestershire sosu
- 3 yemek kaşığı taze limon suyu
- 1/8 çay kaşığı acı biber
- Tatmak için tuz, taze çekilmiş karabiber ve acı biber
- 3 pound büyük soyulmuş ve kabuğu çıkarılmış karides
- Rendelenmiş marul, yaklaşık 4 su bardağı

TALİMATLAR:

a) Bir kapta karides ve marul hariç tüm malzemeleri birleştirin ve iyice karıştırın. Baharatları tadın ve ayarlayın.

b) Servis yapmadan birkaç saat önce karidesleri büyük bir kaseye koyun. Kıvam istediğiniz kıvama gelene kadar yavaş yavaş sosu ilave edin. Bazıları pansumanın tamamını, bazıları ise daha azını tercih edebilir. Kıyılmış marul üzerinde servis yapın.

97. Biber Jölesi

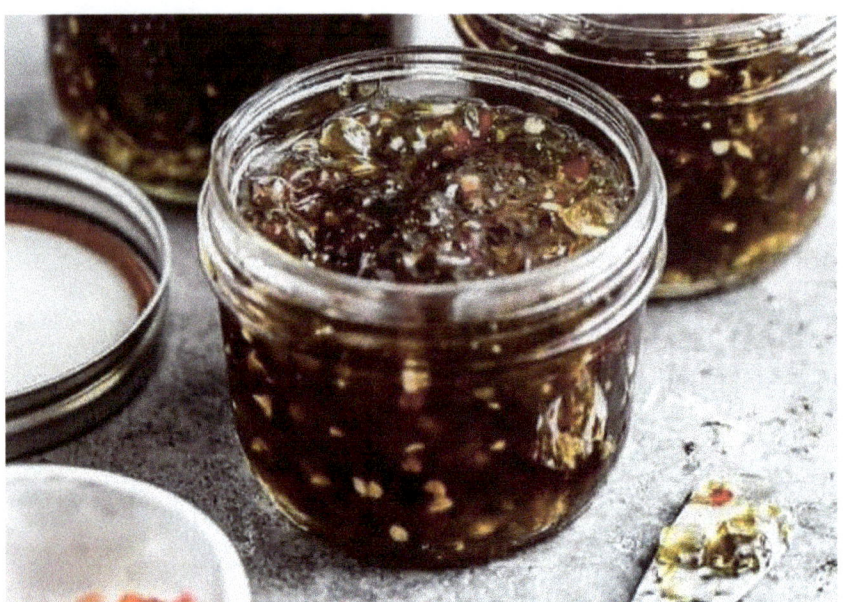

8–10 KÜÇÜK KAVANOZ OLUŞTURUR

İÇİNDEKİLER:
- 6–8 büyük jalapeño biber, kıyılmış, ½ su bardağı kadar
- 1/3 su bardağı kıyılmış yeşil biber
- 6 ½ su bardağı şeker
- 1 ½ su bardağı kırmızı şarap sirkesi
- 1 (6 ons) şişe Certo veya 2 (3 ons) paket
- 6 damla kırmızı veya yeşil gıda boyası

TALİMATLAR:
a) Biberlerden sapları ve tohumları çıkarın ve çok ince doğrayın veya bir mutfak robotunda işleyin. Certo hariç tüm malzemeleri orta boy bir tencerede birleştirin ve iyice karıştırın. Kaynatın ve sık sık karıştırarak 2-3 dakika kaynatın. Ateşten alın ve Certo'da karıştırın. Sterilize jöle kavanozlarına dökün ve kapatın.

b) Krakerlerin üzerine sürmek için krem peynir üzerinde servis yapın.

98. Doldurulmuş Mirlitonlar

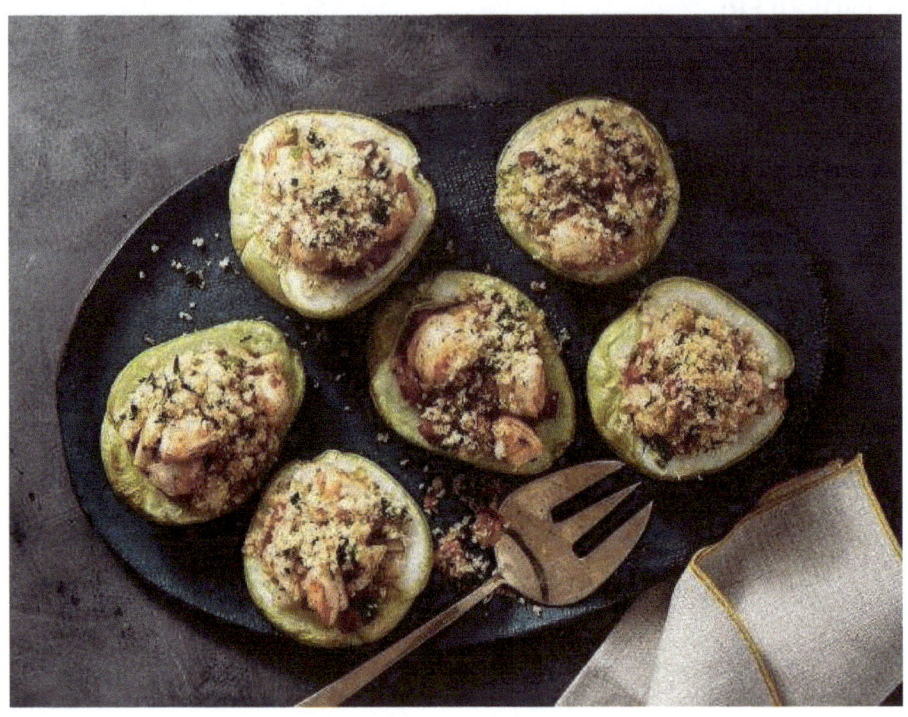

6–8 SERVİS OLUR (HİZMET BAŞINA 1–2 MİRLİTON YARIM)

İÇİNDEKİLER:
- 6 milyon ton
- 7 yemek kaşığı tereyağı, bölünmüş
- 1 orta boy soğan, doğranmış
- 1 demet (6–8) yeşil soğan, doğranmış, beyaz ve yeşil kısımları ayrılmış
- 2 kereviz sapı, doğranmış
- 4 diş sarımsak, kıyılmış
- 1 çay kaşığı İtalyan baharatı
- 1 çay kaşığı Tabasco sosu
- 1 yemek kaşığı taze limon suyu
- Tat vermek için tuz ve taze çekilmiş karabiber
- 2 pound orta boy karides, soyulmuş ve kabuğu çıkarılmış veya 1 pound soyulmuş, çözülmüş dondurulmuş karides
- 1 pound parça yengeç eti
- 1 1/4 su bardağı İtalyan ekmek kırıntısı, bölünmüş

TALİMATLAR:
a) Büyük bir tencerede, mirlitonları bir çatalla saplanana kadar yaklaşık 1 saat kaynatın. Süzün ve soğutun.

b) Bu arada geniş bir tavada 4 yemek kaşığı tereyağını eritin. Soğanı, yeşil soğanın beyaz kısımlarını ve kerevizi ekleyin ve şeffaf olana kadar soteleyin. Sarımsağı ekleyin ve bir dakika daha soteleyin. Baharatları ve limon suyunu ekleyip ocaktan alın.

c) Mirlitonları uzunlamasına ikiye bölün ve çekirdeklerini çıkarın. Yaklaşık 1/4-inç kalınlığında bir kabuk bırakarak eti çıkarın. Mirliton etini tavaya ekleyin ve yaklaşık 5 dakika pişirin. Karides ve yeşil soğan üstlerini karıştırın ve karides pembeleşinceye kadar karıştırarak pişirin. ½ fincan İtalyan ekmek kırıntılarını ve yengeç etini hafifçe savurarak yengeç etinin parçalar halinde kalması için karıştırın.

d) Yağlanmış bir fırın tepsisini mirliton kabukları ile hizalayın. Kabukları deniz ürünleri karışımıyla doldurun ve her birine kalan ekmek kırıntılarından 1 yemek kaşığı serpin. Kalan tereyağını küçük parçalar halinde kesin ve mirlitonların üst kısımlarını noktalayın.

e) Üstü kahverengi olana kadar yaklaşık 30 dakika pişirin. Veya pişirmenin son birkaç dakikasında piliç altında kahverengi. Hemen servis yapın.

99. kaplumbağa çorbası

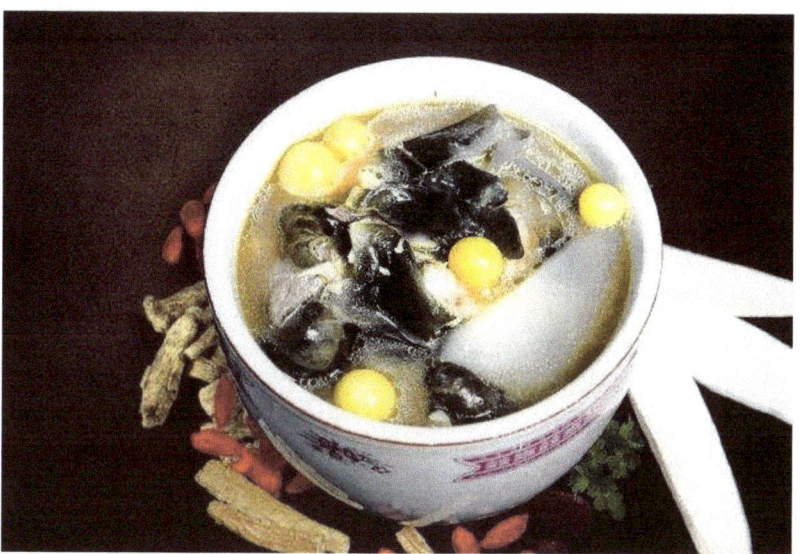

İÇİNDEKİLER:

- 2 pound kemiksiz kaplumbağa eti, 1 inçlik parçalar halinde kesilmiş
- Tat vermek için tuz ve taze çekilmiş karabiber
- 10 yemek kaşığı tereyağı, bölünmüş
- 5 su bardağı su
- 2 orta boy soğan
- 2 adet yeşil biber
- 3 kereviz sapı
- 6 büyük diş sarımsak
- ½ bardak çok amaçlı un
- 1 ½ su bardağı domates sosu
- 1 çay kaşığı Creole baharatı
- ½ çay kaşığı kuru kekik
- ½ çay kaşığı İtalyan baharatı
- 3 defne yaprağı
- ½ çay kaşığı tuz
- ½ çay kaşığı taze çekilmiş karabiber
- 2 yemek kaşığı Worcestershire sosu
- ½ çay kaşığı Tabasco sosu
- 1 limon suyu
- ½ fincan kaliteli şeri artı servis için ek
- 4 su bardağı doğranmış ıspanak
- 3 yemek kaşığı kıyılmış düz yapraklı maydanoz
- 4 haşlanmış yumurta, doğranmış
- Eti hafifçe tuz ve karabiber serpin.

TALİMATLAR:

a) 2 yemek kaşığı tereyağını büyük, ağır bir tencerede ısıtın ve gruplar halinde etin her tarafını kızartın, bir partiyi diğerini kızartmak için bir tabağa alın.

b) Tüm eti tencereye alın, üzerini geçecek kadar su ekleyin ve kaynatın. Isıyı düşük seviyeye indirin, örtün ve yaklaşık 1 saat veya et yumuşayana kadar pişirin. Eti tabağa alın ve süzün ve stoğu ayırın.

c) Et işlenecek kadar soğuduğunda, parmaklarınızla parçalayın ve ince bir zar şeklinde doğrayın. Bunu mutfak robotunda yapmak isteyebilirsiniz. Kenara koyun.

d) Bir mutfak robotunda soğanı, dolmalık biberi, kerevizi ve sarımsağı ince ince doğrayın. Kenara koyun.

e) Kaplumbağa etini pişirmek için kullandığınız tencereyi durulayın ve kurulayın. Tencerede kalan tereyağını kısık ateşte eritin; unu ekleyin ve sürekli karıştırarak sütlü çikolata renginde bir meyane olana kadar yaklaşık 10 dakika pişirin. Doğranmış sebzeleri ekleyin ve iyice solana kadar pişirin. Domates sosu ekleyin ve yaklaşık 5 dakika pişirin. Et suyu, Creole baharatı, kekik, İtalyan baharatı, defne yaprağı, tuz, karabiber, Worcestershire sosu, Tabasco sosu ve limon suyunu ekleyin. Orta-düşük ateşte 30 dakika boyunca üzeri kapalı olarak pişirin.

f) Şeri, ıspanak ve maydanozu ekleyin ve 10 dakika daha pişirin. Defne yapraklarını çıkarın ve yumurtaları karıştırın.

g) Kaselerde servis yapın ve ekstra şeri geçirin.

100. Lagniappe biber

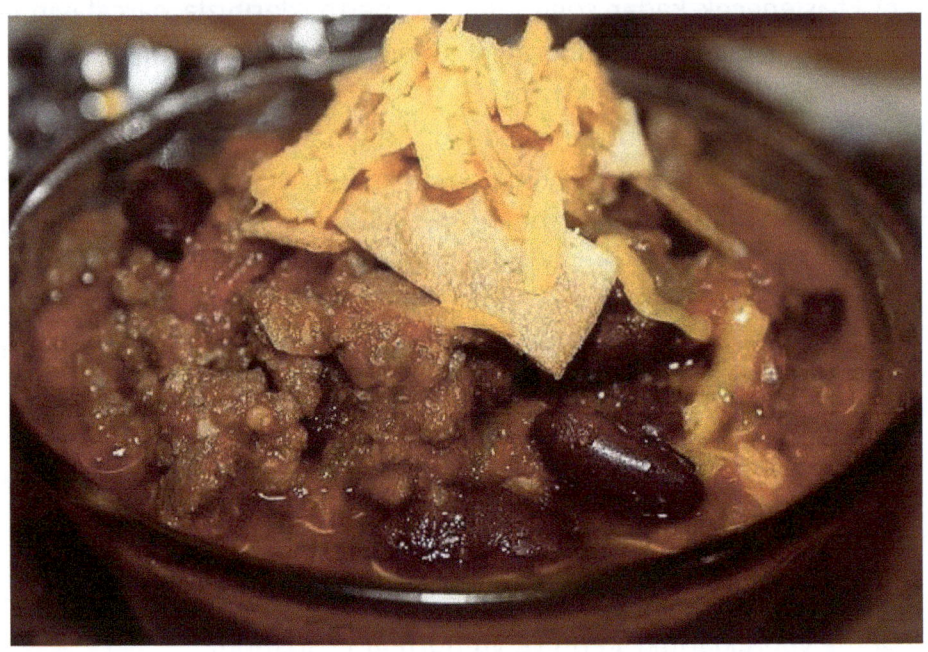

Yapar: 40 Porsiyon

İÇİNDEKİLER:

- 1 pound Kuru barbunya fasulyesi
- 6 litre Su veya et suyu
- 2 defne yaprağı
- 3 ons Kurutulmuş domates
- 1 yemek kaşığı Adaçayı
- 1 çay kaşığı kekik
- 3 çay kaşığı Cayenne tozu
- 1 yemek kaşığı Siyah hardal tohumu; kavrulmuş
- 1 yemek kaşığı Kimyon tohumu; kavrulmuş
- ½ su bardağı Worcestershire sosu
- ½ fincan Nuoc mam
- ¼ bardak Karabiber
- ¼ bardak Acı kırmızı biber
- ¼ fincan Öğütülmüş kimyon
- 4 büyük Chipotle biberi; parçalara ayrılmış
- 2 büyük Jalapeno biberi; kıyılmış
- 2 pound Taze domates; kıyılmış
- 1 kutu (28 ons) soyulmuş domates; kıyılmış
- 12 ons Domates salçası
- 2 baş sarımsak; preslenmiş
- 2 büyük Sarı soğan; kıyılmış
- 4 yemek kaşığı Kanola yağı
- 1 pound Kielbasa
- 3 pound Kıyma
- 2 yemek kaşığı Kurutulmuş karides
- 1 su bardağı füme istiridye
- ¼ bardak Bal
- tatmak için tuz

TALİMATLAR:

a) Barbunyayı bir gece önceden ıslatın. Ertesi sabah fasulyeleri süzün, yüzenleri atın.

255

b) Suyu veya et suyunu ısıtın, barbunya ekleyin. Yavaş kaynatın, ısıyı azaltın, defne yapraklarını ekleyin ve iki saat pişirin. Fasulyeler haşlanırken küçük kuru bir tavaya bir çorba kaşığı kimyon tohumu ve bir çorba kaşığı siyah hardal tohumu koyun. Isıyı yüksek seviyeye getirin ve tohumlar *sadece* patlamaya başlayana kadar sürekli karıştırarak pişirin. Derhal ocaktan alın ve bir harç ve tokmak veya mutfak robotunda ezin. rezerve.

c) Ardından, tüm kuru baharatları, domatesleri ve chipotle biberleri fasulyeye ekleyin. İyice karıştırın. Worcestershire sosu ve nuoc mam ekleyin, karıştırın. Büyük bir tavaya dört yemek kaşığı sıvı yağ koyun, soğanları ve jalapeno biberlerini doğrayın ve soğanlar yarı saydam olana kadar orta ateşte kızartın. Biber tenceresine ekleyin, karıştırın. Tavada kahverengi olan yarım kilo kielbasa dilimleyin, bibere ekleyin. Şimdi bir spatula ile ısırık büyüklüğünde parçalar halinde doğrayarak üç kilo kıymayı kahverengileştirin. Ateşten alın, süzün ve bibere ekleyin.

d) Şimdi iki baş (yaklaşık 25 diş) sarımsağı biberin içine bastırın. Kurutulmuş karides ve füme istiridye ekleyin. Karıştırın, kaynatın, orta ateşte kaynatın ve üstü kapalı olarak ara sıra karıştırarak bir ila iki saat daha pişirin. Servis yapmadan yaklaşık on beş dakika önce çeyrek fincan bal ekleyin, karıştırın ve tadına bakmak için tuz. Ateşten al ve hizmet et.

ÇÖZÜM

Tebrikler! Son gumbo yemek kitabi'un sonuna geldiniz. Umarız bu yemek kitabı, Louisiana'nın özel yemeğinin zengin ve karmaşık tatlarını keşfetmeniz için size ilham vermiştir. Bamyanın sadece bir tariften daha fazlası olduğuna, bölgenin çeşitli tarihini ve geleneklerini yansıtan kültürel bir deneyim olduğuna inanıyoruz.

Ayrıntılı tarifler, içerik kılavuzları ve mükemmel meyaneyi nasıl oluşturacağınıza dair faydalı ipuçlarıyla bu yemek kitabını olabildiğince kapsamlı hale getirmeye çalıştık. Umarız bu bilgiler bamya pişirme konusunda kendinize olan güveninizi kazanmanıza yardımcı olmuştur ve yeni tatlar ve teknikler keşfetmeye devam edeceksiniz.

Bataklıktan geçen bu mutfak yolculuğunda bize katıldığınız için teşekkür ederiz. Bamya kreasyonlarınızı bizimle ve sevdiklerinizle paylaşmanızı umuyoruz. Son gumbo yemek kitabi'ta klasik deniz mahsüllü bamyadan tavuk ve sosisli bamyaya kadar herkes için bir tarif var. Mutlu yemek!